SUR LES

TUMEURS OSSEUSES

DES

FOSSES NASALES

ET DES

SINUS DE LA FACE

PAR

Le Dr Paul OLIVIER

Interne en médecine et en chirurgie des hôpitaux de Paris,
Membre de la Société anatomique de Paris,
Médailles de bronze de l'Assistance publique.

PARIS

LEFRANÇOIS, LIBRAIRE-ÉDITEUR

RUE CASIMIR-DELAVIGNE, 9.

1869.

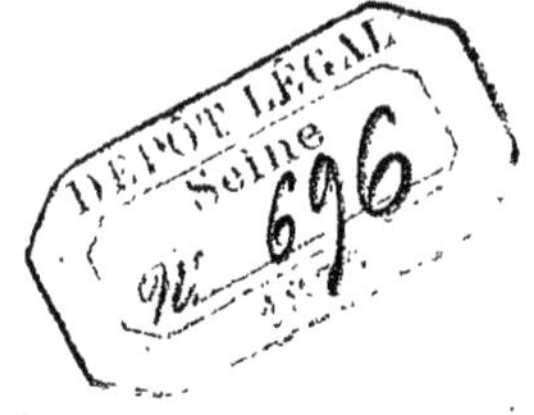

SUR LES

TUMEURS OSSEUSES

DES

FOSSES NASALES

ET DES

SINUS DE LA FACE.

SUR LES TUMEURS OSSEUSES DES FOSSES NASALES ET DES SINUS DE LA FACE

PAR

Le Dr Paul OLIVIER

Interne en médecine et en chirurgie des hôpitaux de Paris,
Membre de la Société anatomique de Paris,
Médailles de bronze de l'Assistance publique.

PARIS
LEFRANÇOIS, LIBRAIRE-ÉDITEUR
RUE CASIMIR-DELAVIGNE, 9.

1869.

SUR LES

TUMEURS OSSEUSES

DES

FOSSES NASALES

ET DES

SINUS DE LA FACE

DÉLIMITATION DU SUJET, DÉFINITION.

Les tumeurs ossseuses que je me propose de décrire dans ce travail se distinguent des autres tumeurs solides des cavités nasales par deux caractères :

1° Elles ne renferment dans leur constitution anatomique que les éléments du tissu osseux, spongieux ou compacte.

2° Elles sont primitivement développées dans la membrane fibro-muqueuse qui tapisse les cavités des fosses nasales et des sinus.

Ces deux caractères, de nature intime et de siége spécial, me permettront de rejeter de ma description les polypes renfermant des concrétions osseuses ou simplement calcaires (1), les sarcomes ossifiants, ces tumeurs peu étudiées encore, composées de

(1) Voir Gazette médicale, 1868. Fibrome calcifié, observé par M. Bourdilliat, interne des hôpitaux.

cartilage et d'os comme celle que MM. Trélat et Dolbeau ont présentée à la Société de chirirgie (1); ces tumeurs, décrites sous le nom d'*exostoses syphilitiques scrofuleuses ou autres*, qui ont leur point de départ dans l'os même et dans les parois osseuses des sinus.

Elles doivent être aussi soigneusement distinguées de ces hyperostoses plus ou moins généralisées de la face, que nous trouvons relatées dans le mémoire de Bordenave (2), sous le titre d'*observations de Runge*, *de David*, *de Beaupréau*. La pièce appartenant à ce dernier, et qui avait été trouvée par des fossoyeurs, a été conservée au musée Dupuytren, sous le n° 326. En l'étudiant, on voit que les deux maxillaires supérieurs et l'os malaire lui-même, sont compris dans la lésion. Cette tumeur énorme est creusée de vastes cavités et présente une assez grande analogie avec d'autres pièces deposées au musée, et qui y figurent sous le nom de *spina ventosa*. Citons encore le cas de Breschet, qui figure au musée sous le n° 383, et celui de M. Cruveilher, sous ie n° 384, l'observation de Ribel, cité par Jourdain (3), l'observation de sir A. Cooper (4), etc.

Toutes ces tumeurs dont je pourrais multiplier les exemples sont évidemment développées dans les os mêmes de la face, et résultent de maladies assurément diverses de ces os, tandis que les tumeurs que je décris sont toutes de même nature, elles sont développées dans le périoste interne du sinus, à leur niveau l'os n'est pas malade, et s'il le devient plus tard, ce n'est pas parce

(1) Bulletins de la Société de chirurgie, 1862; p. 261.

(2) Mémoires de l'Académie royale de chirurgie. Paris, 1774; t. V, p. 248 et suiv.

(3) Traité des maladies de la bouche. Paris, 1778; t. I, p. 292.

(4) Œuvres chirurgicales. Trad. Chassaignac et Richelot. Paris, 1837, p. 595.

qu'il est envahi par la tumeur, il s'use, il est modifié dans sa nutrition, comme nous le voyons s'user, s'enflammer quelquefois au contact d'un anévrysme ; il subit dans les deux cas une même influence de voisinage.

Les auteurs du *Compendium de chirurgie* ont mentionné les tumeurs dont je m'occupe, ils leur ont même, je crois, assigné leur véritable origine, quand ils disent qu'elles résultent probablement du développement des concrétions osseuses qu'ils ont rencontrées sur les parois des sinus (1) ; mais à cette époque, les observations de ce groupe de tumeurs étaient trop rares ou trop peu explicites pour qu'ils aient pu en donner une description complète.

Depuis cette époque, plusieurs observations fort importantes, et que l'on retrouvera plus loin dans ma thèse, ont été publiées ; je mentionnerai en particulier le cas de Lenoir recueilli par M. Paul, les observations de MM. Maisonneuve, Legouest, etc.

Réunissant les observations publiées avant lui, et éclairé sur la nature de ces tumeurs par un cas qu'il rencontra à l'Hôtel-Dieu en 1864, M. Dolbeau, en septembre 1866, lut à l'Académie de médecine un mémoire qui malheureusement n'a pas encore pu être publié, et que nous ne connaissons que par ses conclusions insérées dans les *Bulletins de l'Académie*, et que nous donnons ici.

Exostoses du sinus frontal par M. Dolbeau (*Bulletin de l'Académie de médecine*, tome XXXI, page 1076; 1865-1866).

Voici les conclusions qui résument ce travail :

1° La membrane de Schneider, celle qui tapisse les différents sinus et cellules annexées aux fosses nasales,

(1) Compendium de chirurgie, t. III, p 98 et 564.

(2) Bulletin de l'Académie de médecine, t. XXXI, p. 107

peuvent devenir le siége de productions osseuses primitives, tumeurs qui sont indépendantes des os du crâne et de ceux de la face, mais qui peuvent néanmoins acquérir un très-grand volume.

2° On peut rattacher à ces diverses ossifications l'exostose enlevée par M. Michon dans le sinus maxillaire ; les exostoses de l'orbite provenant des cellules ethmoïdales; la tumeur osseuse retirée d'une fosse nasale par M. Legouest; les tumeurs observées par M. Cloquet, et qu'il a décrites comme des ossifications de polypes muqueux des fosses nasales ; il faut encore y rattacher le fait récent de M. Pamard.

3° La membrane qui revêt le sinus frontal ne fait pas exception, et elle devient parfois le siége d'exostoses ; tels sont les cas de Otto, de Roux, de Jobert (de Lamballe), de Holmes-Coot et de Dolbeau.

4° Toutes les exostoses sont toujours plus ou moins libres dans les cavités où elles ont pris naissance ; elles peuvent, en se développant, s'enclaver d'une manière plus ou moins solide, mais elles restent toujours indépendantes des os, et elles peuvent être enlevées, pourvu qu'on puisse leur ouvrir une voie suffisante ; d'où l'indication d'opérer de bonne heure.

5° Les exostoses du sinus frontal en particulier ne font point exception, et malgré le voisinage du cerveau, ces tumeurs peuvent être énucléées. Le développement de ces tumeurs étant indéfini, il est sage de les opérer aussitôt que leur présence ne laisse plus de doute, afin d'éviter leur propagation jusque dans la cavité crânienne.

6° Dans le traitement de toutes ces exostoses, il faut renoncer à attaquer directement les tumeurs soit avec la gouge, soit avec le trépan. Tous ces instruments ne peuvent entamer un tissu si dur, ils s'émoussent, et on a vu les meilleures cisailles de Liston se fracturer sans intéresser la tumeur ; il faut, comme nous l'avons déjà dit, ouvrir largement la cavité qui contient l'exostose, et il suffit alors d'ébranler en masse la tumeur pour la voir sortir en totalité et sans de trop grands efforts.

Ce travail est renvoyé à l'examen d'une commission composée de MM. Velpeau, Gosselin et Richet.

De ce mémoire M. Dolbeau a bien voulu distraire l'observation principale qu'il nous a autorisé à publier dans notre thèse; qu'il nous soit permis de lui en témoigner ici toute notre reconnaissance.

En février et en juillet 1869, 2 cas nouveaux se sont présentés dans le service de M. le professeur Richet; leurs observations, rédigées d'après des notes prises au lit des malades et aux cliniques que fit M. Richet à leur occasion, feront, avec celle qu'a bien voulu nous communiquer M. Dolbeau, la base de notre travail.

En août 1869, une thèse a été passée à Paris sur les ostéomes de l'organe de l'olfaction. L'auteur, M. Gaubert, y a réuni un certain nombre d'observations de tumeurs intéressantes de la face, mais différentes par leur nature, ce qui a forcément introduit un peu de confusion dans sa description. Quant à ses conclusions, qui sont à peu de chose près les mêmes que celles de M. Dolbeau, je crois qu'il serait difficile de les appliquer à plusieurs des observations qu'il rapporte.

Outre ces différents travaux, nous avons dans les recueils des différentes Sociétés savantes trouvé des observations qui, probablement, appartiennent au groupe de tumeurs que nous décrivons; la plupart malheureusement ne sont pas assez circonstanciées pour qu'il soit possible de le prouver, aussi n'avons-nous pas cru devoir les rapporter dans notre thèse.

Nous citerons parmi ces faits, l'observation de M. Huguier qui enleva le maxillaire supérieur pour une tumeur énorme développée dans le sinus maxillaire chez une jeune fille de 16 ans. Cette tumeur était « formée par une exostose d'une nature particulière, composée d'un tissu alvéolaire renfermant une matière rougeâtre et épaisse » (1).

Les rapports de la tumeur avec les parois du sinus ne sont pas assez nettement indiqués pour que je puisse prouver que cette exostose est bien une exostose de la muqueuse.

Je mentionnerai aussi les observations 68 et 69, rapportées dans l'excellent traité des maladies des yeux de Mackenzie, les observations 72, 73 et 74 du même auteur, dans le livre duquel on trouvera de précieux renseignements et un nombre de faits considérable.

Le nom d'exostose a été, suivant les auteurs et suivant les temps, appliqué à des états de l'os si différents les uns des autres, que j'ai cru devoir, pour éviter toute équivoque, lui préférer le nom de tumeurs osseuses, que tout le monde comprend de la même façon. Appliquée aux tumeurs osseuses des cavités nasales, la définition que donne Virchow des ostéomes en général, me paraît aussi exacte et aussi complète que possible.

« Les tumeurs osseuses, dit-il, se distinguent des autres tumeurs ossifiantes, en ce que leur développement conduit régulièrement à la production d'os; que cette ossification représente le véritable point culminant de leur développement, et ne survient pas comme un simple incident qui peut aussi ne pas arriver; que, par conséquent, tout le développement dès le principe a pour but la production de substance osseuse » (1).

(1) Bulletin de l'Académie de médecine, 1842 ; p. 88 et 101.

(2) Mackenzie, Traité pratique des maladies de l'œil. Trad. Warlomont et Testelin, 1858; t. I, p. 61 et 62.

ANATOMIE PATHOLOGIQUE ET DÉVELOPPEMENT.

Au point de vue de l'anatomie pathologique, les auteurs sont d'accord pour diviser les tumeurs osseuses en trois classes :

1° Les éburnées, plus denses et plus compactes que l'os normal, et que leur dureté toute spéciale a fait comparer à l'ivoire. On n'y trouve, suivant Virchow, à peu près que de l'os, des vaisseaux et du périoste.

2° Les spongieuses renfermant, suivant M. Cruveilhier, un mélange de tissu osseux compacte et de tissu spongieux, dont la quantité et les rapports réciproques sont très-variables. Ces deux formes, du reste, du tissu osseux présentent dans ces tumeurs leurs caractères normaux; on y retrouve les éléments caractéristiques des os, et dans les mailles du tissu spongieux tous les éléments de la moelle qui peut se montrer là, comme dans les os ordinaires, à plusieurs périodes de son développement.

3° Enfin, les tumeurs osseuses creuses, kysteuses de M. Cruveilhier, médullaires ou myéloïdes de Virchow, où la moelle forme la plus grande partie de la tumeur.

Nous avons vainement, parmi les tumeurs qui nous occupent, cherché des exemples de cette troisième forme. Aussi, sans en nier l'existence possible, ne décrirons-nous dans notre travail que les deux premières variétés :

1° Les tumeurs osseuses spongieuses que je désignerai avec M. le professeur Dolbeau sous le nom de celluleuses;

2° Les tumeurs éburnées.

(1) Virchow, Pathologie des tumeurs. Trad. française, 1869, t. II, p. 2.

Tumeurs osseuses celluleuses. — M. Dolbeau est le premier qui ait décrit avec soin les caractères anatomiques et les rapports de ces tumeurs avec les cavités qui les contenaient; aussi croyons-nous devoir pour bien fixer les idées sur ce point, rapporter d'abord l'observation qu'il a bien voulu nous communiquer.

OBSERVATION I.

Exostose du sinus frontal droit. — Ablation de la tumeur. — Guérison par M. Dolbeau.

P... (Edouard), âgé de 21 ans, armurier, entré à l'Hôtel-Dieu, salle Saint-Côme, n° 10, le 21 septembre 1864.

Le malade qui fait le sujet de cette observation est un jeune homme bien portant; il est petit de taille, mais vigoureux et d'un tempérament nerveux. Son teint est assez coloré, ses cheveux sont noirs.

Ce jeune homme dont la santé générale est parfaite, vient consulter pour une tumeur de l'orbite du côté droit. On voit en effet de ce côté une déformation notable de la région fronto-orbitaire avec déviation du globe de l'œil. Il en résulte une altération dans la symétrie de la face, circonstance dont on pourra parfaitement juger en examinant le portrait du malade. Mais avant de poursuivre cette description, disons en quelques mots quels sont les renseignements qui nous sont fournis par ce jeune homme; c'est du reste d'après des notes parfaitement recueillies par M. Chaillou, l'un des internes du service, que nous avons pu rédiger l'observation qui va suivre.

Fièvre typhoïde à 5 ans. Deux ans plus tard, affection inconnue dont le traitement a nécessité une saignée du bras. De 15 à 16 ans, fréquents maux de gorge ; à 20 ans écoulement blennorrhagique qui a duré six mois. Jamais de manifestations syphilitiques d'aucune sorte.

L'affection qui a conduit ce jeune homme à l'hôpital remonte à environ trois ans. Vers cette époque, il fut sujet à des douleurs occupant le côté droit de la tête, et il s'aperçut en même temps que la région du sourcil droit augmentait de volume, lentement, mais progressivement. Il y a dix mois seulement que la tuméfaction a envahi l'orbite, en même temps qu'elle soulevait la paupière supérieure droite.

Malgré les douleurs de tête, il n'y a jamais eu ni vomissements ni paralysie, ni convulsions.

Tout récemment, le malade est demeuré un mois à l'hôpital Lariboisière, dans le service de M. Bucquoy. A cette époque, il a pris chaque jour 3 grammes d'iodure de potassium, sans qu'il survînt aucune diminution dans le volume de la tumeur. Tout au contraire, celle-ci a continué de s'accroître, et le malade a pu en suivre et en quelque sorte mesurer le progrès par la déviation correspondante du globe de l'œil.

État actuel 27 septembre 1864. Nous avons déjà mentionné une certaine irrégularité dans la physionomie de notre malade : elle consiste en une tuméfaction de la région fronto-palpébrale, de plus le globe de l'œil du côté droit est situé beaucoup plus bas que l'œil du côté gauche, circonstance qui nuit beaucoup à la symétrie faciale du sujet.

On poursuit l'analyse, on constate au-dessus du sourcil droit une tuméfaction arrondie faisant une saillie d'au moins 1 centimètre, ce dont on peut juger très-bien en regardant le malade de profil. Cette tuméfaction occupe la moitié interne du sourcil, en même temps qu'elle remonte à 2 centim. et demi au-dessus de cet organe ; par la palpation, on s'assure aussitôt que cette saillie est formée par le frontal lui-même, mais l'os résiste, et en aucun point on ne retrouve cette crépitation de parchemin, indice d'un amincissement de la table externe. Au-dessous du sourcil, la paupière est saine, mais au lieu de présenter son excavation normale, elle est projetée dans sa moitié interne par une tumeur qui la refoule en bas et en avant ; il en résulte une déformation qui porte également sur l'ouverture palpébrale, et qui tient à ce que la paupière supérieure ne peut s'élever que très-incomplétement. En explorant la tumeur à travers les téguments, on reconnaît qu'elle est dure, mais que sa surface, quoique arrondie, présente cependant quelques irrégularités, et entre autres une rainure qui correspond au bord supérieur de l'orbite. Cette tumeur n'est évidemment qu'un prolongement d'une production plus volumineuse qui a défoncé l'orbite et qui fait saillie sous la paupière. Cette tumeur est fixe, indolente, d'une dureté osseuse ; cependant, en essayant de l'ébranler, on constate une certaine élasticité obscure. Nous verrons plus tard que cette dernière circonstance peut être rattachée à la texture même du produit pathologique.

Malgré l'envahissement de l'orbite vers son angle supérieur et interne; il n'y a pas d'exorbitis ; l'œil est seulement rejeté en bas et en dehors; ses mouvements restent libres, et la pupille a ses dimensions normales. Le malade cependant, prétend que la vision de ce côté est un peu moins parfaite. La sensibilité de la région fronto-palpébrale est émoussée; on détermine un peu de douleur à la pression au niveau du nerf frontal moyen; enfin, quoique la tumeur soit à peu près indolente, le malade dit y éprouver tantôt une sensation de pesanteur, tantôt des élancements qu'il compare à des piqûres.

La déformation limitée à la région du sinus frontal droit, l'apparition à l'angle interne et supérieur de l'orbite d'une tumeur mamelonnée, dure et fixe, permettent de diagnostiquer une exostose du sinus frontal droit ayant déjà détruit la paroi inférieure de la cavité qui le contenait, mais ayant, suivant toute probabilité, respecté la paroi cérébrale du sinus. La marche de la tumeur étant progressive, les désordres qu'elle peut produire ultérieurement, et enfin la possibilité d'isoler ces sortes de productions, alors qu'elles ne sont pas très-volumineuses, toutes ces considérations engagent M. Dolbeau à proposer l'extirpation de l'exostose.

Le 29 septembre, en présence d'un certain nombre de nos collègues, nous pratiquons l'opération suivante :

Le malade étant plongé dans le sommeil anesthésique, je conduis deux incisions, l'une verticale, un peu en dehors de la ligne médiane du front, l'autre horizontale, parallèle au bord supérieur de l'orbite. Ces deux incisions se rejoignent à angle droit et constituent un lambeau triangulaire qui est immédiatement relevé vers sa base, ce qui permet de voir la base antérieure du sinus frontal. Cela fait, la paupière supérieure, rendue libre par l'incision horizontale, peut être refoulée en bas en quelques coups de bistouri; on voit alors facilement la partie de la tumeur qui a fait irruption dans l'orbite. C'est une masse osseuse, d'un blanc mat, très-dure, et mamelonnée à sa surface; on distingue en plus la perforation qui a laissé passage à l'exostose. En introduisant une spatule entre la tumeur et l'os frontal, au niveau même de la perforation, on fait éclater facilement la paroi antérieure du sinus; il est alors facile de constater que le sinus frontal est dilaté, et que sa cavité est complétement remplie par une production osseuse qui envoie un prolongement à la partie supérieure et interne de l'orbite. Il reste alors à énucléer la tumeur : bien convaincu que cette production pathologique est libre dans la cavité qui la contient, je saisis la portion orbitaire avec un fort davier, et j'essaye d'arracher l'exostose. A ce moment de l'opération, survient une difficulté imprévue : l'exostose étant spongieuse à son centre, la tumeur se sépare en deux portions dont l'une reste fixée dans le fond du sinus. Le centre de la tumeur étant très-vasculaire, il se fait un écoulement de sang qui gêne notablement la manœuvre ; cependant nous attaquons le reste de l'exostose avec une gouge.

Des portions de tissu spongieux sont successivement enlevées ; puis tout à coup un fragment de 2 centimètres et demi de longueur sur 1 centimètre de largeur cède aux efforts de l'instrument. Nous remarquons alors que la face profonde de ce fragment est composée par du tissu compacte, très-dur, à surface lisse, quoique mamelonnée, en un mot nous acquérons la certitude que nous avons atteint la limite profonde de la tumeur. Un second fragment analogue au précédent s'ébranle à son tour, et il ne reste plus de l'exostose que la surface qui correspond à la cloison qui sépare les deux sinus; c'est là évidemment le point d'implantation de l'exostose ; on y remarque une artère qui jaillit au milieu du tissu spongieux. Je rugine cette surface d'implantation, j'oblitère l'artère avec une petite boulette de cire, et alors une injection d'eau fraîche supprimant le suintement sanguin, il est possible de voir toute la cavité du sinus dont les parois sont demeurées intactes. Nous devons mentionner une circonstance qui nous a surpris un instant ; au moment de terminer l'opération, nous avons vu sourdre un liquide albumineux, épais, ressemblant assez bien à de la matière cérébrale ; nous pensons que c'était là sans doute une sécrétion de la muqueuse demeurée saine.

Une petite boulette de charpie dans la cavité du sinus, une compresse d'eau fraîche sur le lambeau restitué à sa place, tel fut le pansement, et le malade fut reconduit à son lit. Dans la soirée, nous trouvons le malade calme ; il se plaint un peu de la tête, il a vomi une fois, probablement sous l'influence du chloroforme. Pas d'hémorrhagie, pouls à 64.

30 septembre. La nuit a été bonne, le malade se plaint d'un peu de céphalalgie ; du reste le pouls est à 70 ; on remarque un gonflement ecchymotique de la paupière du côté droit, l'œil est sain, et la vision conservée.

1er octobre. Dans la soirée du 30, la céphalalgie a augmenté, et le malade eut un peu de délire ; actuellement encore, douleur dans la région du sinus droit, œdème de la paupière du côté correspondant, pouls à 74, pas d'appétit. On enlève la charpie et on fait une injection avec l'eau-de-vie camphrée ; purgatif.

Le 2. État général, toujours le même ; pouls à 80. La suppuration commence à s'établir.

Le 3. La céphalalgie existe d'une manière très-pénible à la partie postérieure du crâne; la face est pâle, le malade est dans une légère somnolence; le pouls est tombé à 56, cependant la plaie est bonne, et il n'y a pas de vomissements.

Le 4. Même état; pouls à 50.

Le 5. L'état général est meilleur, mais le pouls est de plus en plus lent; on ne compte plus que 48 pulsations au maximum; cependant le malade demande à manger, et la plaie commence à se couvrir de bourgeons charnus.

Les jours suivants, le mieux se soutient, mais le pouls reste lent, quoique fort.

Le 8. Le pouls est remonté à 66; la plaie se comble.

Le 10. Le pouls marque 70.

Le 15. Le malade se plaint de céphalalgie; il a un peu de fièvre; pouls à 80; purgatif.

Le 18. Le pouls est revenu à l'état normal; l'état général est excellent: le malade se lève, mange, dort bien. La cavité du sinus est en grande partie comblée; mais il faut lutter contre le lambeau qui a de la tendance à s'enrouler du côté de la cavité.

Le 30. Le malade sort de l'hôpital. Sa plaie est cicatrisée.

Nous avons revu l'opéré dans les premiers jours de décembre, et voici ce que nous avons pu constater: la santé générale est parfaite, il n'existe plus la moindre céphalalgie. La cicatrisation est complète, mais le lambeau est légèrement tuméfié; il en résulte une saillie sur le plan du front: cette tuméfaction est du reste indolente et réductible par la compression. Les téguments présentent une anesthésie presque complète dans l'étendue de 2 centimètres carrés.

L'œil droit est sain, tous ses mouvements sont libres, la vision intacte. Les paupières sont régulièrement conformées; néanmoins, quoique le globe de l'œil se soit notablement relevé depuis l'opération, il ets encore situé sur un plan inférieur à celui du côté opposé. En résumé, on peut dire que la guérison est complète, et que l'opération a eu tout le succès désirable. Examen de la tumeur. L'ensemble des fragments ont été réunis, et leur poids total était de 10 grammes. Outre un certain nombre de débris du tissu spongieux de l'exostose, celle-ci se composait de trois fragments principaux, caractérisés par l'existence à leur périphérie d'une couche de tissu compacte assez épaisse.

Il est permis d'admettre que la tumeur avait la forme et le volume d'une grosse noix, qu'elle était spongieuse à son centre, et recouverte à la périphérie par une coque osseuse très-dure et finement mamelonnée. La coque faisait défaut dans le point correspondant à l'implantation de la tumeur.

Les trois fragments que j'ai signalés plus haut étaient revêtus d'une membrane mince qui leur servait de périoste. Au microscope, cette membrane a présenté les particularités suivantes : la face libre est partout revêtue de cellules d'épithélium cylindrique à plusieurs couches; les supérieures sont cylindro-coniques, les autres sont ovales et quelquefois fusiformes : elles présentent toutes un noyau volumineux, allongé et disposé dans le sens de la longueur de la cellule.

Les noyaux présentent un, deux et quelquefois trois nucléoles; une seule de ces cellules a présenté des cils vibratils, quelques-unes étaient pigmentées.

L'acide acétique dissout l'enveloppe des cellules et met les noyaux en liberté.

Les parties profondes de la membrane que nous décrivons sont formées de tissu conjonctif, ondulé, présentant une forte proportion d'éléments fusiformes, tels qu'on les voit dans le tissu conjonctif jeune. L'exostose elle-même est formée d'une coque de tissu osseux compacte, mince dans les parties supérieures, beaucoup plus résistante dans la portion orbitaire.

L'intérieur de l'exostose est rempli par du tissu osseux, spongieux, rouge, présentant encore dans quelques points une grande mollesse. L'examen microscopique de la coque osseuse a montré que l'ossification de cette lame était aussi complète que sur une préparation détachée de l'os frontal lui-même. Les ostéoplastes sont aussi développés, aussi réguliers dans l'une des préparations que dans l'autre.

On retrouve dans le tissu spongieux que remplit l'exostose tous les éléments du tissu spongieux normal. Les lamelles qui circonscrivent les aréoles présentent des ostéoplastes, avec les fins ramuscules qui les rattachent les uns aux autres.

Dans le liquide qui baignait la préparation, on observe en outre quelques cellules à noyaux multiples (myéloplaxes de M. Robin), et un grand nombre de cellules arrondies, à un ou deux noyaux (médullocèles de M. Robin).

Ces deux éléments sont, on le sait, constitutifs de la moelle de quelques os courts.

Dans les points où le tissu osseux présentait encore de la mollesse, on trouve du tissu conjonctif renfermant des cellules jeunes fusiformes.

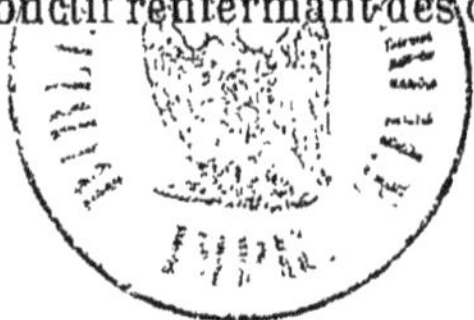

On voit par places un commencement d'ossification, quelquefois à peine marqué, d'autres fois assez prononcé pour laisser voir les éléments caractéristiques de l'os. Il n'y a dans aucun point de capsules de cartilage.

La tumeur de M. Dolbeau était développée dans le sinus frontal; nous avons eu la bonne fortune cette année, dans le service de M. Richet, d'en observer une absolument de même nature développée dans les fosses nasales; nous rapportons ici cette observation, telle que nous l'avons rédigée d'après des notes communiquées par notre collègue le Dr Chantreuil, et celles que nous avons prises nous-même à la clinique du professeur Richet.

OBSERVATION II.

P... (Catherine), 14 ans et demi, entrée à la Clinique le 8 février 1869, sortie le 15 avril 1869, n° 23, salle des femmes.

Le médecin qui l'a adressée à M. Richet, M. le Dr Spiral, avait constaté, il y a déjà trois ans, la présence d'une tumeur dans la narine gauche, ainsi que la déformation de la joue de ce côté. Il y a deux mois, il eut l'occasion de revoir la malade; la tumeur avait augmenté de volume, pas cependant d'une manière bien notable.

La jeune fille, d'un tempérament lymphatique, s'était développée dans cet intervalle; ses règles étaient apparues et venaient régulièrement tous les mois. Ce qui a décidé cette jeune fille à venir à Paris, c'est le désir d'être débarrassée de sa difformité.

En effet, si on l'examine de face, on s'aperçoit que le nez est dévié de gauche à droite de plus d'un centimètre à sa pointe, d'un demi-centimètre à sa base. Il y a une déviation très-prononcée de la cloison. De plus, au lieu de la gouttière normale qui existe entre les faces du nez et la joue, on voit une saillie qui fait que la face gauche du nez se continue sans ligne de démarcation, avec le plan de la joue du même côté. La joue est par suite, ainsi que la pommette et la fosse canine du côté gauche, un peu plus saillante que les parties correspondantes du côté opposé.

L'œil gauche est un peu repoussé en dehors, sans qu'on puisse dire qu'il y a véritablement exophthalmie ou strabisme. Si l'on passe le doigt sur l'arcade orbitaire, on trouve, vers le sac lacrymal, une tumeur dure ayant à peu près le volume d'un noyau de prune. Le sac lacrymal lui-même est ordinairement distendu, soit par du mucus, soit par de l'air que l'on fait sortir par la pression.

En relevant la pointe du nez, on aperçoit dans la narine gauche une petite tumeur rosée, qu'il est facile d'atteindre avec le doigt. On éprouve d'abord, en la touchant, une sensation de mollesse; mais bientôt le doigt est arrêté par une tumeur dure qui crépite légèrement à une pression un peu énergique. Sondée avec une aiguille à acupuncture, elle ne s'est laissé pénétrer que tout à fait à la surface. L'examen amène un écoulement de sang assez notable. A gauche, la voûte palatine bombe légèrement du côté de la bouche et ne peut être déprimée.

L'arcade alvéolaire et les dents sont complétement saines. Le voile du palais est normal. On n'aperçoit pas la tumeur dans le fond de la bouche; mais le doigt introduit et recourbé en crochet derrière le voile du palais retrouve la tumeur avec les caractères que nous avons signalés à l'orifice antérieur des fosses nasales, et ne permettant pas au doigt de passer entre elle et la colonne vertébrale. Un stylet introduit dans les fosses nasales a pu parcourir toute la circonférence de la tumeur, excepté en haut.

La malade n'a jamais éprouvé de douleurs; rien du côté de la vision ni du cerveau; pas d'étourdissements, sensibilité de la face partout conservée. Mastication et déglutition parfaitement régulières. Seule, la respiration est un peu gênée, et la malade obligée de respirer par la bouche. Jamais d'épistaxis. En présence de ces symptômes, M. Richet posa le diagnostic d'exostose des fosses nasales, sans oser affirmer qu'elle eût ou non un pédicule, qu'elle fût celluleuse ou éburnée, penchant cependant plutôt pour cette dernière opinion.

L'extirpation fut décidée et pratiquée le 22 février de la manière suivante :

Une incision est menée à gauche, du grand angle de l'œil à la cloison, en suivant le sillon naso-génien et contournant l'aile du nez, divisant ensuite la lèvre supérieure un peu à gauche de la ligne médiane. Les lèvres de la plaie une fois disséquées, M. Richet, avec la rugine d'Ollier, sépare le périoste des os du nez et du maxillaire jusqu'au trou sous-orbitaire, puis, avec la pince de Liston, coupe les os du nez, sans enlever la branche montante du maxillaire.

Jugeant dès lors la voie assez large pour extraire la tumeur, il a cherché à appliquer un instrument en forme de forceps qu'il avait imaginé pour cette circonstance, mais, ne pouvant parvenir à appliquer la seconde branche de cet instrument, il a demandé un ciseau qu'il a glissé sur le plancher des fosses nasales; en cherchant par un mouvement de levier à repousser la tumeur au dehors, la tumeur s'est brisée en plusieurs fragments dont l'antérieur a pu être extrait sans efforts. Restait toute la partie postérieure; un doigt introduit par le pharynx l'a repoussée facilement en avant, et il a suffi de la saisir pour l'enlever. Immédiatement introduit dans la vaste caverne occupée par la tumeur, le doigt a trouvé partout une membrane lisse sans rugosités osseuses, qui pussent indiquer le point d'implantation de la tumeur. Il est alors sorti un flot de sang qui a été arrêté par une éponge introduite dans la cavité. Quelques artérioles seulement ont été liées.

La lèvre supérieure a été réunie par quelques points de suture entrecoupée faite avec des aiguilles très-fines et des fils de soie. La partie supérieure de l'incision est rapprochée par une bandelette de diachylon.

Le 23. L'éponge est enlevée; l'hémorrhagie se reproduit alors et est arrêtée par une irrigation froide pratiquée pendant quelques instants. Puis les lèvres de la plaie qu'on avait laissée béante pour pouvoir ôter l'éponge sont réunies par la suture entrecoupée. On fait dans la journée plusieurs irrigations froides dans la fosse nasale. Une compresse imbibée d'eau fraîche et appliquée sur la plaie forme tout le pansement.

25 février. On retire tous les fils, il n'y a point de réaction inflammatoire. Seulement, il se forme sur les bords de la plaie un exsudat plastique qui retarde un peu la guérison. Un moment même on put craindre un peu d'érysipèle; les bords de la plaie étaient rouges et tuméfiés.

Cette tuméfaction qui envahit la joue et la portion gauche de la lèvre supérieure, persista quelque temps, ce qui faisait paraître la portion gauche de la lèvre un peu plus basse que la moitié droite.

Très-affaiblie par l'opération, et sans doute aussi par son séjour l'hôpital, la jeune fille a été soumise aux toniques jusqu'au 16 avril 1869, date de sa sortie. A ce moment-là, la joue gauche est encore un peu plus saillante que celle du côté opposé.

Description de la tumeur. La tumeur reconstituée après son ablation a à peu près le volume d'une grosse noix. Elle est partout enveloppée d'une membrane lisse et rosée tout à fait semblable à la membrane de Schneider. A la surface de cette membrane on voit de petites taches pellucides. Elle peut être facilement divisée en deux feuillets. Au-dessous d'elle se trouve le tissu même de la tumeur. Elle est composée d'un tissu aréolaire formé d'aiguilles, de trabécules osseuses, démontrées telles par le microscope, et qui semblent toutes converger et rayonner vers un centre commun. Dans l'intervalle de ces cannelures osseuses, se trouve une matière gélatineuse rougeâtre plus abondante à mesure que l'on s'avance vers le centre de la tumeur qui est creusé d'une véritable cavité. Si on comprime cette tumeur entre les doigts, on perçoit nettement la crépitation que l'on avait déjà sentie sur le vivant, et qui est manifestement due à la collision des aiguilles osseuses.

Le 15 octobre 1869, M. le Dr Spiral, le médecin de la malade, a bien voulu nous transmettre par écrit les renseignements suivants sur ce qui s'est passé depuis le retour de cette jeune fille dans son pays :

« Sa santé a été généralement bonne, un peu anémique. Je lui ai fait suivre un régime fortifiant : viandes de boucherie, vin de quinquina et quelques ferrugineux.

« Pendant environ deux mois, elle mouchait quelquefois un peu de sang Les mucosités aujourd'hui ne sont plus sanguinolentes; mais quelquefois sont accompagnées de matières épaisses et dures, quoique sans odeur. La respiration est parfaitement libre, et rien ne peut faire supposer quelque lésion des fosses nasales. La santé générale est excellente aujourd'hui. La déformation de la joue a beaucoup diminué. (15 octobre 1869.) »

Une chose nous frappe tout d'abord dans ces deux observations, c'est que la tumeur a été enlevée par fragments dans les deux cas. Un des caractères de ces tumeurs en effet est leur friabilité, elles s'écrasent pour peu qu'on les presse avec force. Ce caractère avait été noté sur le malade par M. Dolbeau qui signalait une certaine élasticité tenant, dit-il, à la texture de la tumeur. Il était plus frappant encore dans l'observation de M. Richet qui en examinant sa malade sentit dans la tumeur une crépitation qu'il crut devoir rapporter à un épanchement sanguin à sa surface. Lorsque la tumeur fut enlevée, il n'y avait pas de sang épanché et l'on retrouvait la même crépitation que sur le vivant. Il fut bien vite reconnu que cette crépitation tenait à la collision des aiguilles osseuses les unes contre les autres. On pouvait après la reconstitution de la tumeur lui assigner dans les deux cas la forme à peu près et le volume d'une grosse noix. Elle était composée de la périphérie au centre d'une membrane rosée qu'on pouvait dédoubler en plusieurs feuillets, d'une coque osseuse, et enfin d'un tissu spongieux central. Revenons un peu sur chacune de ces parties.

1° La membrane enveloppante : la première couche est composée de cellules d'épithélium cylindrique à plusieurs couches, présentant toutes un noyau volumineux, avec un ou plusieurs nucléoles. Sur une de ces cellules on a trouvé des cils vibratils. Au-dessous de cette couche épithéliale, du tissu conjonctif ondulé tel qu'on le retrouve dans la muqueuse normale.

Dans l'observation de M. Richet, la membrane enveloppante avait tout à fait l'apparence de la membrane de Schneider.

2° *Coque osseuse.* — Au-dessous de cette membrane, se trouvait la coque osseuse du tissu compacte présentant une épaisseur et une résistance un peu différente, suivant les différents points de la tumeur, et enfin au centre un tissu osseux, spongieux, rougeâtre, et présentant par places une grande mollesse. La disposition était un peu différente dans le cas de M. Richet; la coque osseuse très-peu résistante semblait comme percée d'une infinité d'orifices appréciables à la surface de la tumeur à travers la membrane enveloppante, et si l'on divisait la tumeur, on la trouvait composée d'une série de colonnes, de trabécules osseuses convergeant, rayonnant toutes vers une cavité située au centre de la tumeur; les intervalles que laissaient entre elles ces cannelures ainsi que le centre de la tumeur étaient remplis de cette matière rouge, comme gélatineuse, signalée dans l'observation de M. Dolbeau. Au microscope, la coque osseuse était à un degré d'ossification aussi complète que celle du frontal lui-même; quant à la matière rougeâtre interposée, elle a été démontrée au microscope être composée des éléments de la moelle, médullocèles, myéloplaxes, et des éléments conjonctifs à l'état fusiforme. Dans aucun point de la tumeur on n'a trouvé de cartilage.

Telle a été la structure de ces deux tumeurs; voyons actuellement les tumeurs éburnées.

Tumeurs osseuses éburnées. — Nous les trouverons plus simples encore pour ainsi dire; comme pour les tumeurs osseuses celluleuses, je crois qu'il est utile de rapporter auparavant une observation que j'ai rédigée d'après des notes prises par moi au lit du malade et aux cliniques du professeur Richet.

OBSERVATION III.

P.... (Athanase), meunier, âgé de 20 ans, entré le 9 juillet 1869, salle des hommes, n° 11, sorti le 26 août 1869.

Délicat dans son enfance, il a eu plusieurs fois mal aux yeux, et au cou des glandes qui, cependant, n'ont pas suppuré. A 7 ans, fièvre typhoïde qui l'a tenu souffrant pendant 13 mois. Pas de rhumatismes, ni de syphilis. Ses parents sont bien portants. Il porte à la protubérance occipitale externe, depuis un temps qu'il ne saurait préciser, une saillie exostosique recourbée en crochet. Son père et son frère présentent dans la même région une saillie pareille. Quelque temps avant l'apparition de la tumeur pour laquelle il entre à l'hôpital, il a eu des saignements de nez qui revenaient deux ou trois fois par mois, et qui ont cessé quand sa tumeur est apparue. C'est au mois de janvier 1869, que ses parents se sont aperçus qu'il avait l'œil droit plus saillant que l'autre ; il n'en souffrait du reste pas et n'en a jamais souffert. Cette saillie peu marquée dans les premiers temps prit, il y a trois mois, un accroissement assez rapide, et il s'aperçut alors qu'il avait une bosse à la partie supérieure et interne de l'orbite. A ce moment-là, il eut un peu de strabisme et de diplopie qui ont complétement disparu. Point de douleurs de tête ni d'étourdissements ; rien du côté du nez ni de la bouche. Actuellement il voit bien de loin ; mais de près la vision est trouble et il ne peut distinguer les lettres. C'est seulement depuis une dizaine de jours qu'il s'en est aperçu ; depuis ce temps aussi son œil est devenu rouge ; en effet la conjonctive et la sclérotique même sont le siége d'une vascularisation considérable, et sur la cornée, à sa partie inféro-externe, il y a une petite ulcération. Les pupilles sont égales. A l'ophthalmoscope on remarque une légère injection de la papille qui est un peu plus rosée que celle du côté gauche, avec des vaisseaux un peu plus dilatés. Il présente du côté droit une exophthalmie considérable ; son œil est projeté en bas et en dehors. La paupière supérieure paraît comme œdématiée, la paupière inférieure est fortement repoussée en bas et forme plusieurs plis ; dans leur plus grand rapprochement, elles sont impuissantes à recouvrir complètement le globe de l'œil, et dans certains cas, lorsque le malade les contracte brusquement, l'œil tend à se luxer au dehors. Les deux paupières, du reste, se sont laissé allonger par la pression de l'œil sur leur face profonde, et tandis que du côté sain, elles mesurent, la paupière supérieure 4 centimètres et l'inférieure 3 centimètres, du côté malade la supérieure a 5 centimètres et demi de longueur, l'inférieure 5 centimètres : 1 centimètre et demi de différence pour la paupière supérieure, 2 centimètres pour l'inférieure. Cet allongement des paupières fait que les cils sont séparés par un intervalle beaucoup plus grand du côté malade.

Si l'on porte le doigt sur la partie externe de la paupière supérieure, on sent au-dessous d'elle, bien distinctes à la fois et de l'œil et de l'orbite, des parties lobulées, mollasses, qui paraissent être la glande lacrymale repoussée en dehors.

Quant au bord de l'orbite, on peut le suivre jusqu'à sa partie moyenne avec ses caractères ordinaires ; à ce niveau, on rencontre, mais séparée de lui par un sillon qui se prolonge jusqu'à la tête du sourcil, une saillie dure, inégale, mamelonnée, que l'on isole parfaitement en bas du globe de l'œil. Le doigt peut passer entre la tumeur et l'œil qui est alors plus fortement projeté en bas et en dehors. Le globe de l'œil a du reste conservé tous ses mouvements. La tumeur, très-appréciable au doigt, est en haut tout à fait distincte du bord orbitaire qui a conservé tous ses caractères et ne présente ni épaississement ni dilatation. Elle ne déborde pas le sourcil en avant. En dehors ses limites sont très-nettes à la moitié à peu près de l'orbite. En dedans, elle est bien distincte des os du nez et de l'apophyse montante du maxillaire dont elle est séparée par un sillon ; mais plus profondément, elle s'enfonce dans l'orbite, sans qu'on puisse la délimiter exactement en arrière. Elle a à peu près le volume d'une noix, mesure verticalement 2 centimètres et 3 centimètres et demi dans le sens transversal. Les mamelons que l'on sent à sa surface sont séparés par des sillons assez profonds dont on se rend très-bien compte par la palpation. Il nous a semblé, sans que nous osions l'affirmer d'une manière absolue, qu'une pression exercée de dedans en dehors déplaçait un peu la tumeur vers la partie externe de l'orbite. Cette pression n'est pas douloureuse, et le malade ne sent pas de déplacement dans sa tumeur pendant qu'on l'exerce. Une aiguille à acupuncture enfoncée à travers la peau n'a pu pénétrer la tumeur et s'est recourbée sur elle sans l'entamer. Au niveau de la tumeur, la peau est parfaitement libre de toute adhérence aux parties profondes ; elle a conservé son aspect normal. Quelques veines dilatées rampent dans son épaisseur, il n'y a point de traces de traumatismes ou d'ulcérations.

Point de saillie vers le sinus frontal ni vers les fosses canine zygomatique et temporale.

Le nez ne présente aucune déformation, non plus que la voûte palatine et le voile du palais. Les narines sont libres. La sensibilité est partout intacte dans la face. Jamais de névralgies. Le malade a un épiphora constant qu'augmente encore la poussière de farine dans laquelle il travaille. Il n'est pas sujet au coryza ; ses mucosités nasales ne sont point augmentées. Pas de symptômes généraux. Le 14 juillet 1869, le sourcil étant rasé, M. Richet fait immédiatement au-dessous de lui une incision légèrement convexe en haut. Quelques vaisseaux sans importance sont divisés. Après l'incision de la peau, l'instrument tombe sur une membrane pellucide au-dessous de laquelle se trouvait une quantité assez considérable de mucosités épaisses et troubles au milieu desquellès baignait la tumeur. M. Richet cherche à la détacher avec les doigts; mais elle résiste; passant alors un levier entre elle et le bord supérieur de l'orbite, il la détache facilement en produisant un craquement. Saisie alors avec une pince, elle fut amenée au dehors. On put encore après son extraction, enlever une certaine quantité de mucosités qui semblaient venir de la partie supérieure de la plaie. Le doigt introduit dans la plaie pénétrait par une sorte d'orifice dans une cavité située au niveau de la bosse sourcilière, et tapissée d'une membrane tomenteuse. Tout autour on sentait des rugosités osseuses que M. Richet enleva avec une gouge. On n'eut point de ligature à faire. Une anse de tube à drainage dont les deux bouts restèrent au dehors fut enfoncée dans la plaie. L'œil, qui après l'ablation de la tumeur était rentré dans l'orbite, fut maintenu par un peu de charpie et une bande. Le malade passa une bonne journée et une bonne nuit, sans avoir ni fièvre ni vomissements. Il rendit seulement un peu de sang par le nez. Pour voir d'où venait ce sang, M. Richet dit au malade de se moucher devant lui; rien ne sortit par le sac lacrymal, et suivant toute apparence le sang venait du sinus frontal même, comme celui que le malade rendit par le nez au début de sa tumeur.

Les suites de l'opération ont été des plus simples. On a fait par le tube des injections dans le fond de la cavité. Le malade a pu se lever quelques jours après l'opération et sortir de l'hôpital le 26 août 1869. Il y avait encore à ce moment-là un léger suintement, et la paupière supérieure ne pouvait se relever complétement.

Examen de la tumeur. — La tumeur enlevée pesait 19 grammes, mesurant 11 centimètres dans sa plus grande circonférence et 8 dans sa plus petite. Elle avait à peu près le volume d'une grosse noix, d'un marron, aplatie suivant sur son diamètre vertical. La face supérieure, face adhérente, présente les traces de la rupture de ces adhérences qui occupaient à peu près les deux tiers de cette face. Portion du reste inégale, anfractueuse, recouverte d'une membrane celluleuse que l'on détache facilement et qui est parsemée de points osseux. Correspondant à ces saillies osseuses, on trouve sur la tumeur elle-même de petits enfoncements.

Dans le reste de son étendue, sa portion libre, la tumeur présente une série de mamelons arrondis et lisses séparés l'un de l'autre par des sillons plus ou moins profonds. Sur toute cette partie de la tumeur se trouve une membrane pellucide, qui au niveau des sillons de la surface ne paraît pas en contact avec la tumeur. Cette menbrane humide, recouverte par les mucosités que l'on rencontra au moment de l'opération, peut être divisée en deux feuillets, un superficiel composé de cellules épithéliales polyédriques, un profond composé de fibres lamineuses entre-croisées. Dans l'intervalle qu'en certains points ces deux feuillets laissaient entre eux, il y avait un peu de liquide; immédiatement au-dessous de cette enveloppe on tombe sur le tissu même de la tumeur, tout à fait analogue à l'ivoire; sur une coupe pratiquée avec une scie, on remarque qu'elle est composée d'une série de couches concentriques stratifiées, dont on peut suivre les inflexions au niveau des mamelons et des sillons extérieurs. Au microscope, on retrouve le tissu osseux avec ses caractères ordinaires. La portion même de la tumeur qui se trouve en rapport avec la membrane enveloppante, présente les caractères de dureté et d'ossification parfaite et partout au même degré, de sorte que l'on est porté à penser que l'éburnation a été primitive et d'emblée.

Ce qui fait que ces tumeurs ne ressemblent à aucune autre, c'est leur excessive dureté, dureté telle qu'un grand nombre de chirurgiens s'attaquant à la tumeur elle-même, n'ont pu, avec les instruments les plus puissants, parvenir à l'entamer. Un des exemples les plus remarquables, sous ce rapport, est celui de Jobert : Il s'agissait, dans ce cas, d'une tumeur éburnée du sinus frontal, sur laquelle Jobert appliqua une couronne de trépan. La pièce déposée au musée Dupuytren, sous le n° 374, est ainsi décrite par M. Cruveilhier (3) :

« Une partie proémine dans le crâne au niveau de la lame criblée, et soulève la dure-mère, c'est la moindre partie ; la principale partie proémine dans la fosse nasale, et a détruit la table antérieure du frontal dont il ne reste que des vestiges. Cette partie frontale qui est énorme, est irrégulièrement mamelonnée et les mamelons inégaux sont séparés par des sillons plus ou moins

(1) Anatomie pathologique, t. III, p. 871.

profonds. Cette masse, du volume d'une pomme moyenne, m'a paru adhérente, à la manière d'une végétation qui reçoit simplement de l'os ses matériaux de nutrition, par un point très-circonscrit de la surface. »

M. Weiss (1) présente une exostose éburnée du sinus frontal, appartenant au musée du Val-de-Grâce (probablement celle qui fut donnée par M. Nélaton et qui provenait du service de Roux). Elle avait le volume d'un gros œuf, presque ronde, contenue dans l'écartement des lames du frontal, au niveau du sinus de cet os, separée en haut de la paroi par un petit espace vide, recouverte en bas par des lamelles minces de tissu osseux.

Ces deux observations n'ont pas été publiées. D'autres chirurgiens, après avoir épuisé leurs efforts sur la tumeur, s'avisèrent de la traiter comme une sorte de corps étranger qu'il fallait non pas morceler, mais extraire d'un seul coup, et par ce moyen ils purent mener à bonne fin leur opération. Je laisse ici parler M. Maisonneuve :

OBSERVATION IV.

Extirpation d'une exostose de l'ethmoïde. — Guérison rapide avec conservation parfaite des fonctions et des mouvements de l'œil. (Moniteur des hôpitaux, 1853. Clinique chirurgicale par Maisonneuve, t. I, p. 599.)

Joffrin (Théodore), âgé de 22 ans, journalier, d'une constitution robuste, raconte que, vers les premiers jours du mois de mai 1853, il commença à ressentir dans la région de l'orbite une sorte de pesanteur et de douleur sourde; en même temps il s'aperçut que son œil droit devenait un peu plus saillant que l'autre; il y fit d'abord peu d'attention, ne soupçonnant pas que cela pût être le début d'une maladie sérieuse. Mais bientôt les douleurs orbitaires prirent une inten-

(1) Bulletins Soc. anat., t. XXVI, p. 220.

sité considérable, il lui semblait que son œil était pressé dans un étau. Cet organe commença aussi à se dévier en dehors et à sortir de l'orbite en refoulant les paupières en avant. C'est alors qu'il se décida à consulter un médecin. Celui-ci reconnut l'existence d'une exophthalmie causée par une tumeur dure, placée vers la partie profonde et la partie interne de l'orbite, et, considérant avec raison cette affection comme extrêmement grave, il engagea le malade à se rendre à Paris, et à venir consulter M. Maisonneuve à l'hôpital Cochin. C'est le 5 juillet que ce chirurgien le vit pour la première fois ; l'œil droit était complétement sorti de l'orbite et fortement porté vers la tempe. Les paupières ne le recouvraient que fort incomplétement, aussi la conjonctive était-elle le siége d'un certain degré d'inflammation.

Les larmes cependant continuaient leur cours régulier, et, chose remarquable, la vision n'était pas entièrement abolie.

A l'angle interne de l'œil, on reconnaissait au toucher la pointe arrondie d'une tumeur évidemment plus profonde, et dont on constatait la présence en déprimant les parties molles. Cette tumeur avait une dureté osseuse; elle était peu sensible à la pression; mais elle était le siége de douleurs sourdes qui fatiguaient beaucoup le malade et le privaient de sommeil. La narine correspondante était libre.

En présence de ces symptômes, M. Maisonneuve n'hésita pas à diagnostiquer une exostose de la paroi interne de l'orbite, exostose probablement éburnée.

Quelle était la cause de cette affection ? Le malade n'accusait aucune circonstance qui pût donner à cet égard le moindre éclaircissement; il n'avait jamais reçu de coup dans l'œil, n'avait jamais eu de syphilis d'affections cutanées, d'accidents scrofuleux.

Néanmoins, avant de rien entreprendre, le chirurgien, M. Maisonneuve, crut devoir essayer les préparations iodurées. Le malade fut soumis à l'iodure de potassium, à la dose de 2 grammes dans les vingt-quatre heures. Ce traitement fut continué pendant quinze jours seulement, parce que la tumeur, loin de diminuer, continuait à faire des progrès sensibles, et surtout parce que les douleurs n'avaient pas subi la moindre amélioration.

Le malade désirait vivement l'opération ; M. Maisonneuve se rendit à ses instances, et l'exécuta le jeudi 14 juillet de la manière suivante. Le malade étant préalablement soumis au chloroforme, le chirurgien cerna par une incision semi-circulaire toute la partie interne de la circonférence de l'orbite en commençant au-dessus du sourcil. Les parties molles furent ensuite disséquées jusqu'aux os, de sorte qne le périoste compris dans le lambeau entraîna avec lui le muscle orbiculaire et même la poulie du grand oblique.

Cette dissection rapide mit à découvert toute la partie antérieure de la tumeur et une partie de sa face interne. Avant de passer outre, il fallut d'abord étancher le sang en faisant la ligature de trois ou quatre petites artérioles, puis commença la partie difficile de l'opération. La tumeur, incrustée dans la paroi interne de l'orbite, remplissait plus des deux tiers de cette cavité. Sa base ne présentait aucun rétrécissement et semblait se continuer, non-seulement avec la paroi orbitaire interne, mais encore avec les parois supérieure et inférieure. Son extrémité était située trop profondément pour qu'il fût possible de la circonscrire. La partie antérieure seule offrait une saillie mamelonnée sur laquelle on pouvait avoir prise.

M. Maisonneuve chercha d'abord à attaquer cette exostose avec une scie à molette de M. Charrière, avec celle de M. Martin, etc. ; l'étroitesse de la cavité dans laquelle il fallait manœuvrer ne permit pas de faire usage de ces instruments. On essaya alors les pinces de Liston ; mais le tissu de la tumeur était tellement dur et compacte, que cet instrument, malgré les efforts les plus considérables, ne parvint même pas à l'entamer. Plus d'une demi-heure se passa dans ces tentatives infructueuses ; deux fois les pinces de Liston se brisèrent sous les efforts réunis du chirurgien et de deux aides. Une autre pince, fournie par M. Charrière, qui assistait à l'opération, eut le même sort. Convaincu qu'il ne pouvait rien obtenir des instruments sécateurs, le chirurgien envoya chercher un ciseau à froid, puis, à l'aide de cet instrument et d'un maillet, il chercha à buriner la tumeur. Celle-ci résistait toujours et ne se laissait point entamer ; un de ses mamelons seulement, gros comme une noisette, se détacha après bien des efforts et fut lancé au loin. Ce résultat, en apparence bien minime, fut cependant la circonstance qui décida le succès. En effet, derrière ce mamelon, la tumeur présentait une gorge ou rainure au fond de laquelle le tissu osseux avait une moindre densité. Le ciseau, violemment percuté par le marteau, finit par y pénétrer à une certaine profondeur, et bientôt le chirurgien constata que la tumeur était devenue mobile. Cette mobilité toutefois était bien peu prononcée, car il fallut un examen attentif pour établir positivement son existence.

Un grand résultat était acquis ; cette tumeur, si réfractaire à toute tentative de section, s'était détachée en masse ; elle était mobile ; il semblait qu'il n'y avait presque plus rien à faire pour en opérer l'extirpation ; mais de nouvelles difficultés attendaient l'opérateur. Cette tumeur éburnée formait du côté des fosses nasales un relief à peu près semblable à celui qu'elle présentait dans l'orbite, et ces deux portions étaient comme étranglées par une sorte d'anneau osseux formé en haut par le frontal, en bas et en avant par l'os maxillaire supérieur et son apophyse montante. Ce n'est qu'après de longs et laborieux efforts, au moyen de leviers de toutes sortes, de daviers, etc., qu'enfin la tumeur put être extraite d'un seul bloc. M. Maisonneuve, portant aussitôt le doigt dans l'ouverture produite par l'extirpation de la tumeur, constata, non sans quelque surprise, que l'intérieur de cette excavation était parfaitement lisse et tapissé par une sorte de membrane tomenteuse. Aucune communication apparente n'existait avec le sinus maxillaire, ni même avec les fosses nasales.

Pendant toute cette opération difficile l'œil n'avait pas été un instant froissé; les os voisins de la tumeur avaient été scrupuleusement ménagés; aussi M. Maisonneuve ne craignit pas, après avoir remis l'œil en place, de rapprocher par première intention les lèvres de la plaie au moyen de la suture entortillée.

L'opération tout entière avait duré une heure et demie. Le malade, soumis au chloroforme, s'était réveillé à plusieurs reprises, et plusieurs fois aussi avait été plongé de nouveau dans le sommeil anesthésique.

En lisant les détails de cette opération laborieuse, on ne peut s'empêcher de craindre que des accidents graves ne dussent se manifester, soit du côté du cerveau, soit au moins dans la profondeur de la face et surtout du côté de l'œil; il n'en a rien été. L'œil, remis en position, a repris presque immédiatement ses fonctions. Les mouvements eux-mêmes ont tous été parfaitement conservés; la plaie s'est réunie par première intention, et la fièvre traumatique n'a pour ainsi dire pas été sensible.

L'examen de la pièce a fait reconnaître une tumeur osseuse complétement éburnée dont la forme générale rappelait parfaitement l'os ethmoïde. Les dimensions étaient, pour le diamètre antéro-postérieur, 5 centimètres; pour le diamètre transversal, 4 centimètres; pour le diamètre vertical, 4 centimètres. La face interne est lisse et régulière; l'externe convexe et mamelonnée. La supérieure présente en avant une excavation profonde où se voient les traces d'une rupture. C'est par là que la tumeur était soudée au frontal dans une étendue de 2 centimètres.

L'antérieure est divisée verticalement par une rainure dont les bords mamelonnés embrassaient l'apophyse montante de l'os maxillaire.

Enfin, la postérieure représentait plutôt un bord arrondi dont le tubercule supérieur répondait au trou optique. Cette tumeur pesait 28 grammes.

Aujourd'hui, 9 août, le malade, présenté à l'Académie, est dans des conditions telles, qu'on hésite vraiment à dire de quel côté l'opération a été pratiquée. La cicatrice est imperceptible; l'œil, parfaitement semblable à l'autre, ne présente pas la moindre déviation; il exécute tous les mouvements d'élévation, d'abaissement, d'adduction, d'abduction et de rotation. Les paupières jouissent de toute leur mobilité, et les points lacrymaux fonctionnent comme dans la plus parfaite santé.

J'ai actuellement montré assez d'exemples de ces tumeurs pour aborder leur description. Leur forme est assez variable: tantôt arrondies, tantôt ovoïdes, ou bien affectant la forme d'une pyramide. D'autres fois, comme dans les cas de MM. Maisonneuve, Richet, on peut leur considérer de véritables faces: il semble, dans ces cas, que leur développement n'a point été gêné par les parties voisines; lorsqu'au contraire la cavité qui les contient a résisté à leur libre expansion, elles peuvent présenter des renflements réunis ou bien par un pédicule étroit, comme dans le cas de Lenoir; ou bien par une portion légèrement étranglée, dans le cas de M. Legouest; la tumeur, très-irrégulière dans ce cas, a été comparée par l'auteur à un calcanéum. Leurs faces ne sont généralement pas planes; l'une d'entre elles au moins présente une série de mamelons inégaux séparés par des sillons plus ou moins profonds; la présence seule de ces mamelons suffit à les faire reconnaître sur le vivant. On dirait que la tumeur résulte de l'éruption successive de ces mamelons sur une base commune.

Cette disposition se voit bien, surtout si l'on pratique avec la scie une coupe de la tumeur; on voit alors sur la tranche une série de couches superposées, comme stratifiées, que l'on peut suivre parfaitement avec leurs inflexions correspondant aux mamelons et aux sillons de la surface ; inflexions d'autant plus prononcées que l'on se rapproche davantage de la surface libre de la tumeur. D'autres fois, ces lignes analogues aux veines de l'ivoire, sont sensiblement rectilignes ou parfaitement concentriques ; dans ces cas, le développement de la tumeur a été tout à fait uniforme.

Leur volume varie de la grosseur d'une noix à celle d'une pomme, leur poids de 15 grammes (Bouyer) a 120 grammes (Michon).

On n'a point noté dans la plupart des observations si la tumeur était à nu dans la cavité qui la contenait ; dans l'observation de M. Richet elle était lisse dans la plus grande partie de son étendue, et recouverte d'une membrane rosée humide, recouverte d'une certaine quantité de matière muqueuse épaisse et trouble, qui, dans le cas de M. Dolbeau, fut prise par un assistant pour de la matière cérébrale, dont la quantité, dans l'observation de M. Richet, pouvait être évaluée à une cuiller à café. Cette membrane, absolument comme dans le cas de M. Dolbeau, pouvait se dédoubler en plusieurs couches, une superficielle, épithéliale formée de cellules polyédriques sur lesquelles nous n'avons pu trouver de cils vibratils. Au-dessous de cette couche, s'en trouve une seconde comme œdémateuse, séparée dans certains endroits de l'exostose même par une petite quantité de liquide, et passant d'un mamelon à l'autre sans s'enfoncer dans les sillons. Elle était composée de tissu conjonctif à fibres entrecroisées en différents sens. Enfin, au-dessous de cette membrane, dont l'analogie avec celle des sinus frontaux n'échappera à personne, la tumeur osseuse elle-même avec les caractères de l'os, ostéoplastes et vaisseaux. Nulle part on ne trouve de cartilage. On a signalé dans presque toutes ces tumeurs une portion rugueuse, par laquelle elles tiennent à l'organisme ; nous l'avons retrouvée dans notre tumeur : en étudiant cette face profonde nous avons trouvé qu'elle était, elle aussi, garnie de sa membrane de tissu conjonctif, et si on cherchait à la détacher de la tumeur on enlevait avec elle des grains calcaires dont la soudure à la tumeur elle-même n'était pas complète; l'épaisseur même de cette membrane en était remplie. De ces tumeurs, certaines étaient mobiles dans la cavité qui les contenait, mobilité très-appréciable dans le cas de Lenoir, d'autres fois plus obscure.

Mais, avant de déterminer les rapports de ces tumeurs, voyons d'autres lésions qui souvent les accompagnent, et étudions, leur développement; il sera plus facile alors de comprendre comment elles se comportent avec les organes environnants, en même temps qu'il nous sera possible d'expliquer les différences assez nombreuses qu'elles présentent dans leur configuration extérieure, et les symptômes qu'elle déterminent.

En même temps que la tumeur osseuse, on trouve souvent dans la cavité du sinus des polypes muqueux. Bouyer (de Saintes) dit qu'il en enleva plusieurs, avant de débarrasser son malade de ses exostoses, et après les avoir enlevées, il fut obligé d'extraire des deux narines gros, dit-il, comme une pomme, de polypes muqueux, qui des sinus frontaux étaient venus faire saillie dans les fosses nasales dont ils obstruaient complétement la cavité. Lenoir en arracha aussi un grand nombre qui se trouvaient dans les fosses nasales. M. Legouest, après avoir enlevé l'exostose, extrait un polype vésiculeux de la grosseur d'une noisette. C'est donc une lésion concomitante assez fréquente.

Bouyer signale en outre, dans son observation, un

polype fongueux adhérent à l'os, et autour duquel s'était développée de la suppuration, et il fait remarquer judicieusement la différence qui existe entre cette production fongueuse, rouge, saignante, et les polypes muqueux jaunes qu'il a trouvés dans les sinus de son malade. Voici du reste son observation qui est très-remarquable.

OBSERVATION V.

Polypes des sinus frontaux, s'étant fait jour dans les orbites et les fosses nasales, avec complication d'exostoses.— Opération.— Guérison. Par M. Bouyer de Saintes ex-chirurgien de la marine. (Annales de la chirurgie française et étrangère, 1841; p. 242.)

Le sieur Joubert, de Saint-Genis, âgé de 28 ans, brun, d'une forte constitution, maréchal ferrant, reçut, à Bordeaux, en 1835, un coup de tête de cheval à la racine du nez, entre les deux sourcils. Un gonflement inflammatoire considérable, qui survint aussitôt, fut traité par les antiphlogistiques; un érysipèle envahit le front et les paupières, et disparut assez promptement. Mais le partie resta depuis lors toujours douloureuse; et deux ans après, en 1837, il se manifesta, à la partie moyenne de l'arcade orbitaire gauche, une tumeur qui ulcéra bientôt la peau de la paupière supérieure, et fut reconnue pour un polype fongueux adhérent à l'os; un suintement purulent s'établit autour de la tumeur, et le stylet entrait, au bord interne du polype, dans la cavité du sinus frontal. En même temps, une plaie fistuleuse s'établissait au front, au point correspondant à la partie supérieure du sinus. Dans le cours de l'année 1837, trois opérations furent faites : l'une consista à enlever ce polype jusqu'au point d'adhérence avec l'os; l'autre fut une incision pour agrandir l'ouverture fistuleuse du front; la troisième fut l'extraction d'une esquille, longue de 12 millimètres et large de 8, par la plaie du front. C'était évidemment une portion de la table antérieure du sinus. Ce malade fut ensuite pendant longtemps soumis à un traitement fort peu actif; aucune autre tentative chirurgicale ne fut faite pour le guérir. Peu à peu les deux narines se remplirent de polypes; un autre polype parut à la place de celui qu'on avait enlevé à l'arcade orbitaire gauche. Enfin, au commencement de janvier 1841, une tumeur arrondie se manifesta à l'arcade orbitaire droite, tendit, sans la rompre, la peau de la paupière supérieure qu'elle envahit complétement, et couvrit ainsi tout à fait l'œil.

Je vis le malade pour la première fois le 23 juin 1841 ; une tumeur arrondie, de 5 à 6 centimètres de diamètre, adhérente à l'arcade orbitaire, couvre entièrement l'œil droit ; les cils sont cachés ; il est impossible d'obtenir le moindre écartement des paupières. Cet œil n'a pas pu être ouvert depuis trois mois. L'œil gauche seul sert au malade. La paupière supérieure de ce côté est percée par une ouverture ovale de 20 millimètres sur 15, traversée par un polype fongueux, rouge, fortement adhérent à l'os ; un stylet entre à son bord externe et suit la paroi supérieure de l'orbite, qui est inégale dans une grande étendue. Au front existe toujours la plaie fistuleuse ; par elle est sorti un second fragment d'os, il y a peu de jours. Les deux narines sont remplies de polypes muqueux, jaunes, qui sortent par leurs ouvertures antérieures ; la respiration est nulle par le nez, la pupille est fort dilatée ; l'œil y voit bien, mais seulement trouble à une grande distance. Joubert, bien portant, du reste, d'une forte constitution, mange, souffre peu, travaille beaucoup à son état de maréchal ferrant. Cet homme, très-courageux, redoutant les suites d'un mal qui lui a déjà ôté l'usage d'un œil, menace de détruire l'autre, et attaque si profondément un os du crâne, désire être opéré, bien qu'il soufre peu.

Le 28 juin, je lui donne, à sept heures du matin, 15 gouttes de laudanum, et, à neuf heures, je procède à l'opération, assisté de MM. les Drs Derbeau et Renienski (de Saint-Genis), et Morisset père (de Glassac). (C'est à Saint-Genis que j'opère Joubert.) Le malade est assis sur une chaise. Je fais une incision verticale au milieu du front, passant sur l'ouverture fistuleuse que j'ai indiquée et venant se terminer sur le nez, à 1 centimètre au-dessous de l'entre-croisement des sourcils. Une incision transversale, partant de l'extrémité externe du sourcil droit et se rendant à l'extrémité externe du sourcil gauche, croise la première à angle droit. Elle passe dans la place même des sourcils préalablement rasés, pour que la cicatrice soit moins apparente. Je dissèque d'abord la tumeur de l'œil droit, je trouve un polype muqueux, jaune, renfermé dans un kyste, adhérent à l'os qui est perforé, et communique avec le sinus frontal ; dans cette ouverture est enclavée une concrétion osseuse, arrondie, de 2 centimètres de diamètre et de 1 centimètre d'épaisseur, je ne puis dégager qu'en brisant une portion de la lame antérieure du frontal. Cette concrétion, d'une blancheur remarquable, à fibres allongées, superposées comme des stalactites, est une véritable exostose éburnée. A l'œil gauche j'enlève le polype adhérent, je trouve la même communication avec le sinus de ce côté. Je découvre ensuite sous l'arcade orbitaire, et logé profondément dans l'orbite, un corps dur, ayant à peine de la mobilité, que la pince ne peut pas extraire. J'essaye avec divers leviers, j'en fausse deux sans y réussir; j'avais à ménager l'œil, je craignais que ces concrétions n'allassent dans l'orbite au delà de la portée des instruments. Enfin, je suis obligé, pour extraire ce corps étranger, de scier toute la partie supérieure de l'arcade orbitaire avec une scie flexible; et je peux alors l'enlever avec une pince. Ce corps est une concrétion osseuse, très-compacte, et dure dans toute son épaisseur, pesant 15 gr.; il a 35 millimètres de longueur, 20 millimètres d'épaisseur et de largeur près de l'entrée de l'orbite et s'aplatit vers l'extrémité logée au fond de l'orbite; il affecte ainsi à peu près une forme pyramidale à base antérieure. Lisse dans toute son étendue, sa face supérieure, en contact avec la face supérieure de l'orbite, est seule inégale; elle était là baignée de sanie purulente s'écoulant du sinus. Cette face supérieure offre à ses bords des pointes et des angles restreints, indices de la présence du cercle cartilagineux qui le retenait à l'orbite. Car c'est une sorte d'exostose épiphysaire.

J'ouvre ensuite les sinus eux-mêmes, en trépanant leur paroi antérieure. J'y trouve encore des portions polypeuses dont j'enlève complétement les racines, en ruginant l'os avec la précaution que nécessite la minceur de la lame qui me sépare du cerveau. Enfin, je termine cette opération laborieuse par l'arrachement des polypes du nez qui venaient encore des sinus frontaux, ils sont mous, jaunes, de la nature de celui contenu dans le kyste de l'orbite droit. J'en enlève gros comme une pomme de chaque narine; une portion tombant dans la gorge par l'ouverture postérieure des narines est crachée par le malade. La respiration devient promptement facile par le nez.

Les angles externes de la plaie transversale sont soutenus par deux points de suture. Le reste de la plaie est pansé à plat, les lambeaux écartés. Je veux laisser suppurer la surface osseuse, et je compte dans peu de jours cautériser les parties d'os qui paraîtront malades, ce qui ne me semble pas nécessaire pour le moment.

Le malade, qui a supporté sans proférer une plainte cette douloureuse opération, y voit très-bien, même de l'œil droit, fermé complétement depuis trois mois. L'œil gauche, qui a dû tant souffrir des manœuvres nécessitées pour l'extraction de l'énorme exostose que contenait l'orbite, voit mieux qu'avant les objets rapprochés. La pupille est plus resserrée; elle se contracte et se dilate suivant les impressions variées de la lumière.

L'opéré est mis au lit, et prend 15 gouttes de laudanum; cinq heures après, la réaction est établie; il y a un peu de fièvre; saignée de 300 grammes; la nuit suivante est bonne.

29 juin. Bien le matin; lavement purgatif salin, limonade, deux bouillons; fièvre légère le soir.

Le 30. Bien; constipation; sulfate de magnésie, 30 grammes; deux potages.

1er juillet. Nuit très-bonne; apyrexie; la plaie commence à suppurer.

Le 2 et les jours suivants. Le mieux augmente sensiblement; le malade n'a plus de fièvre, peut se promener. Le 10, il commence à se livrer aux travaux pénibles de la campagne et de sa profession de maréchal ferrant. Des bourgeons charnus s'élèvent sur l'os dans l'intérieur des sinus que j'avais mis à nu; il n'y a pas d'exfoliation. Quelques injections avec une solution de nitrate d'argent amènent promptement la guérison des divers foyers de suppuration qui avaient succédé à l'opération, dont le principal était au-dessous de l'œil gauche, dans la cavité qui avait été occupée par la plus grosse exostose. La cicatrice est parfaite sept semaines après l'opération et laisse pour traces une dépression assez forte entre les deux sourcils.

Signalons encore l'état boursouflé et fongueux de la muqueuse qui se trouvait au contact de l'exostose; enfin, particularité très-importante, qui me paraît établir d'une manière à peu près irréfutable l'origine de ces tumeurs dans la muqueuse des sinus, c'est cette substance épaisse et blanchâtre dans laquelle baignait la tumeur, et qui a été signalée par M. Dolbeau d'abord, puis dans l'observation de M. Richet.

Au moment où il nous a été donné d'observer ces tumeurs, c'est-à-dire à une période toujours assez avancée de leur développement, alors qu'elles font saillie au dehors, nous les avons trouvées déformant plus ou moins les cavités qui leur ont donné naissance, amincissant les os qu'elles finissent par perforer. Cette perforation est souvent limitée par un bord saillant et tranchant au-dessous duquel le doigt peut sentir la tumeur, comme on peut le voir sur la pièce de Jobert, et comme M. Dolbeau l'a signalé dans son observation. Ces caractères sont plus appréciables encore après que la tumeur a été enlevée ; introduit dans la cavité qui la contenait, le doigt la trouve partout lisse, sans inégalités osseuses, recouverte partout d'une membrane veloutée, quelquefois comme exubérante (MM. Maisonneuve, Dolbeau, Richet). Les bords seuls de l'orifice sont inégaux, durs, osseux, rugueux, ce qui tient soit à la rupture, pendant l'opération, des lamelles osseuses enclavant la tumeur, soit aux adhérences que, dans certains points, la tumeur a contractées avec les os voisins. Il ne faut, du reste, pas s'exagérer l'importance de ces adhérences ; quand elles existent, elles ne doivent pas préoccuper sérieusement le chirurgien, et, chose très-remarquable que M. Dolbeau a fait ressortir dans les conclusions de son mémoire, c'est qu'il n'est possible de les extraire qu'en les traitant comme des corps étrangers sans connexions avec l'organisme, tandis que l'opération devient impossible si l'on s'attaque à leur substance même.

Développement. — Nous trouvons dans les Comptes-rendus de la Société de biologie, une note de M. Verneuil qui nous paraît jeter un grand jour sur le développement de ces tumeurs. Nous la reproduisons ici en entier.

Tumeurs folliculaires de la muqueuse du sinus maxillaire, par M. Verneuil, Société de Biologie, Comptes-Rendus et Mémoires (juin 1851, p. 80).

Sinus maxillaire gauche d'un jeune homme de 25 ans environ, normalement conformé. La muqueuse est finement injectée ; on y observe cinq ou six petites tumeurs, dont le volume varie depuis celui d'un grain de millet jusqu'à celui d'une lentille. Ces tumeurs font saillie dans la cavité du sinus; elles sont contenues dans l'épaisseur de la muqueuse, et sont séparées de l'os par le tissu fibreux qui double la muqueuse.

L'aspect et le contenu de ces tumeurs est variable. Les plus petites tumeurs sont transparentes, assez consistantes. La substance contenue est hyaline et assez semblable au tissu du cristallin; elle paraît être adhérente aux parois, et, avec la pointe d'un scalpel fin, on peut enlever toute la masse.

La tumeur la plus volumineuse présente une tout autre apparence : elle ressemble à une pustule sans ombilic; elle est molle, fluctante; le contenu est semi-liquide, puriforme, filant et doué d'une cohésion assez notable. Le microscope permet de constater dans ces productions une assez forte proportion de cellules d'épithélium cylindrique, dans une gangue grenue, visqueuse, très-cohérente. Cette matière est surtout très-abondante dans la tumeur d'apparence puriforme. Les cellules épithéliales sont beaucoup plus rares. Il n'y a aucune trace de globules purulents.

A la partie inférieure du sinus, le toucher reconnaît deux ou trois petites saillies très-dures, dues à des concrétions très-adhérentes à la muqueuse, acquérant à peine le volume d'une tête d'épingle. L'analyse chimique, sous le microscope, y démontre la nature du tissu osseux. Cette dernière particularité me paraît très-remarquable. Des concrétions osseuses, prenant naissance dans l'épaisseur d'une muqueuse, constituent une exception pathologique intéressante.

Ces petites tumeurs osseuses contenues dans l'épaisseur de la muqueuse, et coïncidant avec des tumeurs folliculaires décrites dans cette note, nous paraissent présenter le premier degré de l'affection qui nous occupe, et qui souvent coïncide avec le développement de polypes muqueux.

Cette opinion, du reste, nous sommes heureux de pouvoir l'appuyer sur l'autorité des auteurs du *Compendium*.

En effet, en étudiant les maladies de la mâchoire inférieure, ils mentionnent les exostoses des sinus, et qui sont dues probablement « au développement extraordinaire de ces concrétions, sortes de stalactites, que dans nos études anatomiques nous avons trouvées sur les parois des sinus, mais qui habituellement ne dépassent pas le volume d'un pois » (1).

Ces concrétions ont été rencontrées par tous les anatomistes, et, dans la discussion que souleva la présentation de Lenoir à la Société de chirurgie (2), M. Giraldès dit en avoir vu un grand nombre d'échantillons tant en France qu'en Angleterre. M. Forget a vu ces productions osseuses développées en grand nombre dans les sinus sphénoïdaux des chevaux. Ce sont ces productions, arrivées à un volume considérable, que l'on avait prises pour des ossifications du cerveau, et que M. Goubaux a décrites dans le *Journal de médecine vétérinaire*. Ces concrétions, nous les trouvons plus volumineuses, sous forme de perle appendue à la muqueuse dans le cas de Holmes Coot. Plus tard enfin, nous les voyons s'échapper des sinus, et venir former au dehors des tumeurs plus ou moins volumineuses.

Avec les auteurs du *Compendium*, nous pensons que ces grosses tumeurs ne sont autres que les concrétions osseuses de la muqueuse qui ont grandi.

Dans leur première période, elles se développent dans la cavité des sinus sans déterminer autre chose qu'un peu de gêne, de pesanteur; puis, quand leur volume a atteint celui du sinus, elles font efforts sur ses parois qu'elles distendent.

Il est nécessaire de bien spécifier ce que nous entendons ici par distension; il faut remarquer que nous n'avons pas affaire à une tumeur molle qui puisse se mouler, pour ainsi dire, sur la face interne de la cavité

(1) Compendium de chirurgie, t. III, p. 564.
(2) Soc. de chirurgie, Bulletins, 1856; p. 468.

où elle se developpe, et qui la dilate à peu près uniformément, amincissant surtout et repoussant les portions les plus faibles, et les moins soutenues par les parties molles.

Il se pourra que les tumeurs dont nous nous occupons, percent la paroi la moins résistante de la cavité; mais c'est qu'alors la portion la moins résistante de la cavité se sera trouvée en rapport avec la portion la plus rapidement développée de la tumeur; si le développement de la tumeur se fait dans une autre direction, si les mamelons qu'elle projette à sa surface se trouvent en rapport avec la paroi la plus résistante, c'est cette paroi, malgré sa résistance plus grande que les autres, qui cédera la première. Il suffit de relire les observations pour être convaincu de ce que j'avance; car c'est tantôt vers un point, tantôt vers un autre que se font jour ces tumeurs : dans le cas de M. Dolbeau, dans celui de M. Richet, c'est vers l'orbite, dans celui de Jobert c'est un peu de tous les côtés. Le plus souvent la tumeur ne remplit pas le sinus tout entier; il semble que son expansion se fasse tout à l'extérieur; elle perfore de bonne heure la cavité qui la contenait, et une fois vaincu cet obstacle, elle pousse de tous les côtés ces bourgeons que nous trouvons appréciables sous les téguments; toute la tumeur est alors, pour ainsi dire, située à l'extérieur; le sinus lui-même n'a point subi de dilatation, ou bien si la tumeur s'est développée à l'intérieur en même temps qu'au dehors du sinus, elle n'occupe qu'une partie de sa cavité, le reste étant rempli de mucosités ou de polypes.

Dans la première période, la communication du sinus avec les cavités voisines persiste, comme le démontre l'écoulement par le nez de sang venant du sinus; plus tard, elles s'interrompt, soit que la muqueuse boursouflée vienne obturer l'orifice normal, et alors la communication peut ultérieurement se rétablir, soit que des ulcérations viennent provoquer une soudure irremédiable des deux parois.

Il serait intéressant de savoir si, dès le début, les tumeurs osseuses sont ce qu'elles seront plus tard, celluleuses ou éburnées. En d'autres termes, une tumeur osseuse étant éburnée au moment où on l'observe, l'a-t-elle toujours été, et continuera-t-elle à l'être?

C'est qu'en effet, à côté des tumeurs osseuses purement éburnées ou celluleuses, on a observé des tumeurs mixtes en partie éburnées, en partie spongieuses.

Un des cas les plus remarquables est celui de Baillie, cité par Mackenzie et par Virchow. La tumeur occupait à la fois les deux orbites, et pénétrait en arrière dans le crâne. Virchow en donne la description suivante : « Les parties postérieure et inférieure étaient spongieuses, le reste était éburné. La tumeur remplissait les sinus frontaux et la partie supérieure de l'orbite gauche ; mais elle pénétrait aussi dans l'orbite droite, et dépassait les faces interne et externe du crâne de plus de 1 pouce.

« En avant, elle faisait saillie par deux lobes à travers des ouvertures spéciales de la table externe; les bords de ces ouvertures étaient minces et glissaient sur une petite étendue par-dessus la surface de la tumeur. Une petite saillie osseuse, aplatie et arrondie, se trouvait immédiatement au-dessus de l'ostéome » (1).

Virchow décrit également, d'après Lambl, une préparation du Musée de Florence, « consistant en une énorme tumeur osseuse intérieurement éburnée, exté-

(1) Virchow, loc. cit.

rieurement en partie épineuse, en partie spongieuse, faisant hernie hors du sinus maxillaire sous la forme d'une forte massue. »

Virchow dit qu'une même tumeur peut être à son origine complétement spongieuse, devenir plus tard plus compacte, puis redevenir spongieuse et poreuse ; cela, dit-il, résulte du rapport réciproque et des quantités de moelle, de tissu osseux et particulièrement des vaisseaux. » Cette considération a son importance, et si, par une observation attentive de la marche de ces tumeurs, on pouvait arriver à prévoir leur ramollissement ou leur durcissement probable à une époque donnée, on comprend quel avantage on pourrait en tirer pour les malades sur l'opportunité plus grande de l'opération à un moment qu'à un autre, les tumeurs éburnées demandant une voie plus large que les celluleuses dont on peut réduire le volume par la pression. Les données actuelles de la science ne permettent pas de résoudre la question, que je livre aux observateurs qui me suivront.

Sous les noms d'ostéosclérose et d'éburnation, Virchow distingue deux états de l'os qui se ressemblent en apparence, qui au fond sont assez différents. Dans ce qu'il appelle la sclérose de l'os, la dureté osseuse est due à l'ossification progressive de la moelle sous forme de lamelles concentriques disposées autour des vaisseaux. Dans l'éburnation, les couches de tissu osseux sont déposées parallèlement à la surface et sont une production immédiate du périoste ou du tissu connectif ambiant. Les tumeurs osseuses dures, dont nous nous occupons, doivent-elles leur dureté à la sclérose de l'os, ou bien sont-elles dès l'abord éburnées, éburnation étant ici prise dans le sens restreint du mot? Là encore les données actuelles de la science sont insuffisantes. « La sclérose, dit Virchow, présuppose la porose ou la spongiose; l'éburnation ne présuppose rien qu'un tissu antérieur susceptible d'ossification, c'est le plus souvent du tissu connectif et non du cartilage. »

Cette raison qu'il nous donne, ainsi que ce que nous avons observé soit à l'œil nu, soit au microscope, nous font pencher vers l'éburnation primitive; dans la 2e observation de M. Richet en particulier, l'aspect uniformément dur, l'espèce de stratification des couches de la tumeur, signalée du reste par plusieurs observateurs, nous porte à croire que c'est par le dépôt successif de couches comme celles d'un calcul que se forment ces tumeurs. En résumé, les tumeurs éburnées me paraissent l'être dès leur début, tandis que dans les celluleuses les rapports de quantité de tissu compacte et de tissu spongieux varient probablement suivant l'époque où on les observe. Maintenant quelle place assigner à ces sortes de tumeurs? Nous les rangerons parmi les tumeurs osseuses, à coté des corps osseux enkystés, des enostoses, dont elles doivent cependant être distinguées avec soin par leur origine; tandis en effet que les enostoses sont « des productions osseuses développées dans l'os aux dépens de la moelle » (Virchow, *loc. cit.*), les tumeurs que nous décrivons sont développées dans l'intérieur même de la muqueuse des sinus.

ÉTIOLOGIE.

Les causes assignées aux exostoses par les auteurs sont la syphilis, la scrofule, le rhumatisme, le scorbut, la goutte parmi les causes générales; parmi les causes locales les traumatismes, l'irritation produite par une maladie des parties molles voisines de l'os, telle que les ulcères par exemple. Outre que l'influence de plusieurs de ces causes est assez problématique sur la production des exostoses en général, nous avons vainement dans nos observations cherché quelque chose qui pût s'y rapporter. Nous trouvons dans quelques observations mentionné le lymphatisme, mais c'est, pour ainsi dire, l'état normal de l'âge où se développent ces tumeurs.

M. Wecker (1), se rangeant à l'opinion de Knapp, dit qu'elles sont le plus souvent le résultat de périostites. Mais il a surtout en vue les tumeurs développées dans les parois osseuses des sinus. Nous ne pouvons à ce propos nous empêcher de faire remarquer le siége spécial des tumeurs dont nous nous occupons ; ce n'est point à la partie externe la plus exposée aux traumatismes, mais bien au contraire dans la partie la plus protégée des sinus que se développent nos tumeurs. De plus, et c'est là le fait important, nous n'avons point trouvé d'observations où cette cause ait produit de véritables tumeurs de la muqueuse des sinus. Aussi, sans nier l'influence possible du traumatisme sur la production de ces tumeurs, croyons-nous que jusqu'ici il n'y en a pas d'exemple.

Le fait capital c'est l'âge des malades; chez tous, la maladie a commencé dans la jeunesse, à 15, 20 ans, et si l'on retrouve la maladie à un âge plus avancé, il est toujours possible, en fixant l'attention des malades, de remarquer que le début remonte aux premières années.

Le sexe n'a pas paru exercer d'influence. Dans la deuxième observation de M. Richet, le malade, outre sa tumeur du sinus frontal, portait une exostose de la protubérance occipitale externe. Le père et l'un de ses frères était lui-même affecté de cette dernière lésion. En somme, pas de cause bien certaine. On pourrait

(1) Traité des maladies des yeux. Paris, 1867 ; p. 812.

peut-être les rapprocher des exostoses de développement qu'on observe aux membres, et les considérer comme le résultat d'un travail irritatif déterminé dans la muqueuse des sinus par le voisinage des nombreuses articulations des os de la face et du crâne.

SYMPTÔMES.

Nous ne croyons pas devoir donner une description à part des tumeurs osseuses des sinus, suivant le point où elles se sont développées, parce que nous serions exposé à des redites continuelles; nous préférons les décrire en général, signalant les particularités peu nombreuses du reste qu'elles présentent suivant la cavité où elles se sont développées : fosses nasales, sinus frontaux et maxillaires, cellules ethmoïdales. On peut leur distinguer bien nettement deux périodes :

Une première dans laquelle il n'y a pas encore de tumeur appréciable.

Une seconde dans laquelle la tumeur primitivement contenue en entier dans le sinus vient faire saillie au dehors.

Dans la première période, dont la durée peut être très variable, suivant la cavité et le sens dans lequel se développe la tumeur, il n'y a guère que des troubles mal définis et que l'on peut trouver dans les inflammations des sinus, dans le cas de polypes, de tumeurs diverses des sinus. Tantôt rien qu'un peu de gêne dans la région, un sentiment de pesanteur, d'engourdissement. Dans un degré plus élevé, se montrent des douleurs que l'on rapportera aux dents si le sinus maxillaire est affecté, et pour lesquelles plusieurs dents pourront être arrachées sans que le malade s'en trouve soulagé. Si le sinus frontal est le siége de la tumeur, on croira le plus souvent avoir affaire à une névralgie sus-orbitaire pour laquelle des traitements plus ou moins énergiques pourront être employés. Ou bien, sans être incommodé par des souffrances plus ou moins intermittentes, le malade sera sujet à des épistaxis sans cause appréciable, comme nous en voyons un remarquable exemple dans la deuxième observation de M. Richet. Puis, après un temps plus ou moins long, se montre au dehors une tumeur qui grossit tous les jours, c'est la seconde période, où apparaissent les signes positifs de la maladie. La douleur, que nous avons trouvée dans la première période, est un phénomène très-variable; quelquefois nulle, bornée dans certains cas à une simple démangeaison, elle peut présenter les degrés les plus divers, depuis la douleur passagère sous forme d'élancements intermittents à de longs intervalles jusqu'à la douleur continue avec exaspérations, depuis la douleur, sur place, jusqu'à la douleur s'irradiant suivant le trajet des diverses branches de la cinquième paire, au front, à la tempe, dans l'orbite, dans les dents. Cette douleur que dans certains cas on peut rapporter à la tumeur elle-même, est le plus souvent due au froissement, à la compression des filets nerveux. Elle n'est pas toujours en rapport avec le volume de la tumeur, mais bien avec la résistance que les parties voisines opposent à son développement, et aussi avec la marche plus ou moins rapide de la maladie. Nous avons un exemple remarquable de ce que j'avance dans les deux observations qui suivent. Dans la première qui nous paraît devoir, par ses caractères, être rangée dans les observations de tumeurs osseuses des cellules ethmoïdales, la tumeur était considérable, sa plus grande circonférence était de 17 centimètres, son poids de 90 grammes, et cependant, le malade n'en souffrait pas. Dans la deuxième au contraire qui est un exemple en même de tumeurs multiples, la plus grosse n'a que 3 centimètres de long, et cependant elle donne lieu, à certains moments de son existence, à des douleurs intolérables, et, fait qu'il est très-important de signaler, c'est que dans ces moments la tumeur prenait de grands développements, son accroissement devenait très-rapide. La compression qu'elle déterminait devenait plus brusque, et était précisément la cause de ces accès de douleurs. Les intermittences de la douleur ne nous paraissent pas devoir être rapportées à une autre cause.

OBSERVATION VI.

Extirpation sous-périostique d'une exostose éburnée de l'os ethmoïde; réintégration de l'œil dans l'orbite avec conservation de la vue et de tous les mouvemenis de l'organe. Par M. Maisonneuve. (Lue à l'Académie des science le 21 septembre 1863. Gazette des hôpitaux, 1863 ; p. 458.)

V... (Eugène-Jacques), âgé de 17 ans, apprenti serrurier, rue Notre-Dame-de-Nazareth, 68, vint à l'Hôtel-Dieu le 9 juillet 1863, pour y être traité d'une exophthalmie considérable de l'œil droit.

Le malade raconte qu'au mois de juin 1862 il s'aperçut pour la première fois que son œil grossissait; quelques semaines après, il remarqua vers la partie supérieure et interne de l'orbite une petite saillie très-dure, mais nullement douloureuse, qui proéminait comme un petit pois au-dessous du sourcil. Comme il souffrait peu de cette affection, il n'en continua pas moins son travail, sans se préoccuper autrement de son mal.

C'est seulement au mois de mai 1863 que, tourmenté par les progrès incessants de la maladie et par l'apparition de douleurs profondes dans l'œil et dans la région frontale, il se décida à consulter un médecin qui, malgré l'absence absolue d'antécédents syphilitiques, crut devoir conseiller l'usage de l'iodure de potassium. Ce traitement fut continué six semaines environ sans aucun avantage ; c'est alors que, voyant son mal augmenter incessamment, il se décida à venir à l'Hôtel-Dieu se confier à mes soins.

L'œil était alors complétement sorti de son orbite et refoulé en bas et en dehors ; la paupière supérieure fortement tendue, ne recouvrant plus qu'une petite portion du globe ; la paupière inférieure renversée, laissant voir la conjonctive rouge et tuméfiée. Pour éviter l'impression douloureuse de la lumière et le contact irritant de l'air et des corpuscules flottant dans ce fluide, il était contraint de protéger le globe oculaire avec un bandeau. La vision était presque entièrement abolie ; les mouvements de l'œil se réduisaient à un léger tremblotement.

A la place ordinaire de l'œil, on apercevait une tumeur qui soulevait la paupière supérieure et le sourcil ; elle avait complétement chassé l'œil de son orbite, et proéminait surtout vers la partie supérieure et interne de cette cavité. Cette tumeur était d'une dureté pierreuse ; on reconnaissait, à sa partie antérieure, plusieurs mamelons irréguliers. Les téguments glissaient facilement sur elle, et avaient conservé leur souplesse.

La fosse nasale correspondante était restée perméable à l'air. La voûte palatine ne présentait rien d'anormal. On ne constatait aucun trouble du côté du cerveau.

En présence de ces phénomènes, notre opinion fut qu'il s'agissait d'une exostose de l'orbite ; cette opinion fut aussi celle de plusieurs de nos collègues, MM. Demarquay, Richet, Broca, Voillemier, qui eurent l'occasion d'examiner avec soin le malade.

Mais, s'il n'existait aucun doute sur la nature osseuse de cette tumeur, on pouvait se demander si cette exostose était éburnée et compacte, ou bien si elle ne contenait pas dans son intérieur quelque production fongoïde. D'une autre part, il était important d'établir son point d'origine, afin de peser les chances que pouvait présenter son extirpation.

Or, en considérant :

1° Que cette tumeur avait positivement commencé par le côté interne ;

2° Que l'œil avait été chassé de l'orbite presque directement en dehors ;

3° Qu'il n'existait aucune déformation du côté de la tempe, aucun trouble dans les fonctions cérébrales, je pensai que la tumeur était probablement développée à la surface de la paroi interne de l'orbite, peut-être même aux dépens de l'os ethmoïde, ainsi que j'en avais observé déjà un exemple en 1853, et qu'alors il serait possible d'en faire l'extirpation, non pas en essayant de la morceler, ce qui, vu son extrême dureté, serait à peu près inexécutable, mais en la détachant en bloc, ce qui devient relativement facile, vu l'extrême fragilité des os qui constituent la paroi interne de l'orbite.

Après avoir sérieusement pesé toutes ces raisons et convaincu que ce pauvre jeune homme n'avait de chance de salut que dans l'extirpation de la tumeur, je me décidai à l'opération le 5 août 1863, en présence d'un grand nombre de chirurgiens désireux de voir les détails d'une opération si rare et si pleine de difficultés.

Le malade étant soumis au chloroforme, je fis immédiatement, au-dessus du sourcil droit, une incision transversale depuis la tempe jusqu'à la racine du nez, puis verticale sur le côté droit de la proéminence nasale. Cette incision divisa d'un seul coup toute l'épaisseur des parties molles jusques et y compris le périoste ; je décollai ce vaste lambeau avec le plus grand soin, en dénudant rigoureusement les parties osseuses ; j'arrivai bientôt à la tumeur, dont je dénudai toute la face extérieure sans autre instrument que le bout du doigt ou l'extrémité mousse de mes ciseaux courbes. Cette dénudation ne pût être poursuivie bien loin, parce que la tumeur était entièrement cachée dans l'orbite, dont les parois distendues étaient exactement appliquées sur elle.

Ce premier temps accompli, je cherchai à reconnaître la résistance de la tumeur en l'attaquant avec la gouge et le maillet ; mais je vis bientôt que je n'obtiendrais rien de cette manœuvre et que j'avais affaire à un véritable tissu éburné, contre lequel tous les instruments viendraient s'émousser.

Cette conviction acquise, je me mis aussitôt en devoir de détacher la tumeur en bloc, en introduisant le ciseau dans la rainure profonde qui séparait celle-ci des os du nez. Il fallut de violentes percussions avec le marteau pour arriver à ce résultat, mais enfin je sentis la tumeur devenir mobile, sans que rien annonçât de fracture dans les os du voisinage. Saisissant alors la pointe antérieure de l'exostose avec une forte pince, j'essayai de l'ébranler davantage en l'attirant en avant ou en la faisant tourner sur son axe ; puis, introduisant un ciseau en acier entre elle et le rebord de l'orbite, tantôt en haut, tantôt en dedans, ou même en dehors et en bas, je m'en servis comme d'un levier pour la pousser en avant. Chacun de ces efforts n'amenait qu'un faible progrès ; mais, à force de les répéter, je parvins à faire sortir la tumeur suffisamment pour pouvoir la saisir avec un puissant davier.

Ce fut un moment plein d'émotion que celui où je sentis venir cette énorme tumeur qui semblait sortir du crâne ; en quel état, en effet, allais-je trouver les parois de l'orbite ; en quel état l'œil, ainsi que les organes qui lui donnent le mouvement et la vie? Ces réflexions n'eurent que la durée d'un éclair, car à peine le tiers de l'instrument eut-il dépassé le cercle de l'orbite, qu'elle se dégagea tout d'un coup ; j'introduisis aussitôt le doigt dans la cavité orbitaire, et j'éprouvai une vive satisfaction en voyant que cette cavité si profonde ne communiquait ni avec l'intérieur du crâne ni même avec les fosses nasales, et que les organes accessoires de l'œil, ainsi que l'œil lui-même, complétement protégés par le périoste, que j'avais eu soin de conserver intact, n'avaient pas éprouvé le moindre froissement. Après avoir constaté ces faits importants, je m'occupai de replacer l'œil dans son orbite et de rapprocher les lèvres de la plaie, ce que je fis au moyen de huit points de suture, en ayant soin, toutefois, de laisser une ouverture à la partie la plus déclive de la plaie pour l'écoulement de la suppuration. Quant à l'œil, je le maintins enfoncé dans l'orbite au moyen d'un tamponnement mollet soutenu par un bandage en forme de monocle.

Après une pareille opération, on pouvait s'attendre à des accidents graves, tant du côté du cerveau que du côté de la plaie ; il n'en fut rien. Le malade dormit toute la nuit d'un sommeil calme, et le matin, à la visite, je trouvai la plaie déjà cicatrisée dans ses quatre cinquièmes ; l'œil, entièrement rentré dans l'orbite, avait déjà recouvré une partie de sa mobilité normale.

Les jours suivants, il s'établit dans le fond de la cavité orbitaire un peu de suppuration, qui s'écoula facilement par l'ouverture déclive que nous avions ménagée, et qui nous servait aussi à faire quelques injections avec une solution d'acide phénique.

Chaque jour amenait une amélioration sensible, et le 1er septembre la guérison était complète. Aujourd'hui le jeune homme a complétement recouvré l'usage de son œil, et sauf la légère cicatrice qu'il porte sur le front, on ne se douterait jamais qu'il eût subi une opération si grave.

Description de la tumeur. — La tumeur a la forme d'un ovoïde légèrement aplati, dont le gros bout était tourné en arrière, et distendait la cavité de l'orbite. Son diamètre antéro-postérieur est de 62 millimètres ; son diamètre transversal, 0,040 ; son diamètre vertical, 0,072 ; la grande circonférence mesure 0,170, la petite 0,140 ; son poids, immédiatement après son extraction, était de 90 grammes ; sciée en deux, elle présente un tissu compacte comme de l'ivoire d'un blanc de lait et sans aucune veine.

Sa surface extérieure est mamelonnée, mais parfaitement lisse, à l'exception d'une partie de sa face externe, qui est rugueuse dans une étendue de 4 centimètres carrés, à égale distance de son extrémité antérieure et postérieure. Cette partie rugueuse était évidemment le point par lequel la tumeur adhérait à l'os ethmoïde ; c'était son pédicule.

OBSERVATION VII.

Exostose éburnée des fosses nasales et de l'orbite. — Extirpation. — Guérison avec conservation des fonctions de l'œil. — Observation par M. Paul, interne des hôpitaux. (Société anatomique. Bulletins 1858, p. 107.)

M... (Rosalie), journalière, âgée de 34 ans, est d'une bonne constitution.

Elle n'a jamais eu de syphilis. Dans sa famille, elle n'a connu d'affection organique à personne. Son père et sa mère, de bonne constitution, sont morts de maladies aiguës ; ses frères et sœurs, ainsi que ses deux filles, n'ont jamais été malades. Elle n'a souvenance d'aucune violence extérieure ou d'aucune autre circonstance qui ait pu jouer le rôle de cause occasionnelle de la maladie qu'elle présente. Il y a deux ans et demi, elle fut prise d'un gonflement œdémateux avec rougeur de la peau, et de douleurs atroces du côté droit de la face ; ces douleurs la quittaient la nuit, et étaient au contraire beaucoup plus intenses vers le milieu de la journée. On lui appliqua 17 sangsues, tant sur la tempe que sur le grand angle de l'œil, et on lui fit prendre des bains de pieds. Au bout de deux à trois semaines, le gonflement et la rougeur disparurent, mais les douleurs persistèrent avec la même intensité pendant environ trois semaines encore. Dès ce moment, elle aperçut une petite grosseur dans l'angle de l'œil droit, et cet œil commença à se déplacer et à se porter un peu en dehors ; en même temps, elle vit apparaître dans sa narine droite une petite tumeur rouge analogue à une cerise. Elle resta dans cet état pendant deux ans, sans que ces productions prissent un développement très-apparent ; elle conserva seulement des douleurs de tête qui lui revenaient de temps en temps, avec une certaine intensité.

Il y a six mois, elle fut reprise de gonflement et de rougeur au même endroit ; de plus, un abcès se forma dans la paupière supérieure : on l'ouvrit du côté externe, au-dessous de l'extrémité du sourcil. Malgré cela, une autre ouverture se fit spontanément à côté, vers la partie médiane de la paupière, et a laissé une fistule qui persiste encore.

En même temps, les céphalées revinrent avec le même caractère que la première fois, mais avec une intensité beaucoup plus grande, et les deux tumeurs prirent un développement rapide. La tumeur du grand angle de l'œil prit bientôt le volume d'une noisette, et l'œil fut refoulé tout à fait à la partie externe de l'orbite.

D'un autre côté, les parties charnues qui recouvraient la tumeur de la narine s'écartèrent et la mirent à découvert. Cet état dura trois mois, au bout desquels survint un peu d'amélioration.

Enfin, il y a trois semaines, c'est-à-dire un peu plus de deux mois après ce dernier accès, elle vit revenir les douleurs de tête avec la même force, et, sur les conseils d'un médecin, elle vint à Paris se faire soigner.

Le 1er avril 1856, elle entra à l'hôpital Necker, salle Sainte-Marie, n° 17.

C'est une femme d'une taille assez élevée, de bonne apparence, blonde, le teint hâlé par le soleil. Elle ne porte sur le reste du corps ni courbure, ni déviation, ni déformation quelconque des os; pas de ganglions lymphatiques saillants, rien enfin qui puisse faire croire à des manifestations passées ou présentes de rachitisme, scrofule, syphilis, ou d'un vice général portant plus spécialement sur le système osseux.

On aperçoit, à la partie la plus élevée de l'angle de l'œil droit, une saillie de la grosseur d'une noisette, qui comble la dépression qui existe normalement de chaque côté de la racine du nez.

La peau a sa couleur normale, mais elle est un peu amincie. En allant vers la partie externe, on trouve vers le milieu de la paupière, au-dessous de l'arcade sourcilière, une fistule dont nous avons déjà parlé, et qui laisse écouler quelques gouttelettes de pus. Plus en dehors, on trouve la cicatrice de l'ouverture faite il y a six mois.

La palpation fait reconnaître à cette tumeur une consistance très-dure, comparable à la résistance d'un os; de plus, il semble qu'elle est continue avec le frontal et l'ethmoïde. Le reste du pourtour de l'orbite est normal.

L'œil est refoulé tout à fait à la partie externe, de l'orbite. La pupille est distante de la ligne médiane du nez d'un centimètre de plus que celle du côté opposé; mais l'axe visuel n'est pas dévié en dehors. Le globe oculaire fait en outre saillie en avant; il est sain, du reste, possède tous ses mouvements. Le nez est aplati sur sa partie latérale, et forme un plan oblique qui mène doucement du dos du nez à la joue, sans former le méplat qui existe du côté opposé. La joue du même côté paraît plus large que la joue gauche, la pommette y paraît plus saillante, et il semble qu'avec le doigt on trouve au-dessous une dépression plus grande que du côté opposé ; cependant, en mesurant, on ne trouve pas de différence.

D'un autre côté, en renversant la tête, on aperçoit dans la narine droite un corps blanc jaunâtre arrondi, qui vient presque faire saillie à l'extérieur ; on peut le toucher avec le doigt et constater qu'il est lisse, dur et poli comme de l'ivoire, qu'il bouche presque entièrement l'orifice antérieur de la fosse nasale, et de plus qu'il est mobile.

Le stylet donne à la percussion un son clair. Il y a peu de troubles fonctionnels. La vue est bonne, et, malgré ce déplacement, les images sont nettes. Il y a eu seulement au début, un peu de diplopie. L'écoulement des larmes se fait par les points lacrymaux ; il n'en coule pas sur la joue.

L'odorat est affaibli et même nul du côté malade. La cloison du nez est déviée à gauche ; la voix est un peu nasonnée ; la respiration se fait difficilement par les fosses nasales, et la malade est obligée de respirer presque continuellement par la bouche.

Rien n'est dérangé quant aux rapports anatomiques, bien qu'il y ait eu des troubles de ce côté. Il y a trois semaines, cette malade ne pouvait supporter la pression d'un corps dur sur la voûte palatine. Elle ne pouvait même casser son fil avec les incisives du côté droit. Aujourd'hui, tout cela est passé, et la mastication est facile.

Il n'y a plus de douleurs de tête. L'état général est bon ; du reste, elle est bien réglée.

Diagnotic. — Exostose éburnée des fosses nasales et de l'orbite.

Le 8 avril, M. Lenoir en pratique l'extraction.

M. Lenoir a communiqué à la Société de chirurgie le procédé opératoire qu'il a suivi, et nous le rapportons ici.

« Je me décidai à enlever ces tumeurs à l'aide d'une incision médiane. Je divisai le nez de haut en bas par une dissection facile. Je mis l'os propre du nez à nu, et je l'enlevai à l'aide d'une pince de Liston. Je mis ainsi à découvert la tumeur supérieure tout entière ; elle adhérait à la base du crâne, entre l'apophyse orbitaire et les fosses nasales ; elle était parfaitement immobile. Je la détachai avec la gouge et le maillet : cette ablation se fit sans difficulté. Quant à la tumeur inférieure, en raison de sa mobilité, elle se détacha avec une extrême facilité.

Un grand nombre de polypes muqueux se rencontraient sur toute la surface de la muqueuse des fosses nasales ; ces polypes ont été arrachés. Pour m'assurer de l'origine de ces tumeurs, j'ai examiné les sinus, j'ai introduit mon doigt dans le sinus maxillaire, je l'ai trouvé tout à fait sain. La même exploration dans le sinus frontal, que j'ai pu débarrasser des mucosités qui le remplissaient, m'a donné les mêmes résultats. Ainsi j'ai la conviction que ces tumeurs étaient tout à fait étrangères aux sinus. » (*Gazette des hôpitaux,* 19 avril 1856.)

La plaie fut ensuite réunie par une suture entortillée.

Pansement avec des compresses imbibées d'eau fraîche, renouvelées fréquemment. Le soir, bon état, peu de fièvre, pouls assez calme, pas de symptômes cérébraux.

Nous trouvons dans la suite de l'observation que l'on enleva le 10 avril les trois épingles internes sur six qui avaient été appliquées, les trois autres le 12. Il y a dès le 10 un peu de rougeur du lambeau, rougeur qui le 13 tend à l'érysipèle et enfin le 17 un érysipèle du nez qui s'étend le 18 au front et à la paupière gauche. Le 19 au soir, il a gagné la partie inférieure de la face, le 20 le cuir chevelu ; il se sèche définitivement le 22.

Tout accident a cédé le 30 avril, une petite eschare formée au niveau d'une pince qu'on avait placée pour rapprocher les deux lambeaux désunis par l'érysipèle est détachée en partie, et, « à partir de ce moment, trois semaines après l'opération, le malade n'a plus eu d'autre accident. Les plaies, presque entièrement cicatrisées, ont achevé promptement de se réunir, et le 15 mai la malade est sortie de l'hôpital dans un état satisfaisant. » Six mois après son opération, elle nous a adressé de ses nouvelles, en nous annonçant que depuis son départ de l'hôpital sa santé a continué à se rétablir, et qu'elle n'a eu aucun accident jusqu'ici.

Examen des tumeurs. — De ces deux tumeurs, l'une, située dans la cavité orbitaire adhérente à la base du crâne, dans une étendue de 3 centimètres, se compose de deux parties réunies par un pédicule. La partie antérieure a une forme sphérique et une surface lisse et polie ; l'autre, postérieure, a au contraire une forme très-irrégulière et une surface rugueuse. La masse totale de la tumeur a 3 centimètres et demi de long sur 2 de large ; le pédicule a à peu près 1 centimètre de large.

L'autre tumeur, située dans la fosse nasale, paraît développée aux dépens du cornet inférieur ; elle est à peu près de même dimension que celle de l'orbite, seulement elle a la forme d'un ovoïde dont l'extrémité antérieure est la plus grosse.

Ces deux tumeurs sont formées par du tissu osseux compacte, comme il est facile de le voir sur une coupe de l'une de ces tumeurs, préparée pour l'examen au microscope. On y voit des corpuscules osseux et des canalicules dont les dimensions sont normales, mais dont les directions sont irrégulières et paraissent en rapport avec le développement de ces tumeurs, que nous avons vu marcher plus rapidement dans certains moments que dans d'autres.

Les hémorrhagies qui, dans la première période, sont dues à la congestion que détermine dans la muqueuse la présence de la tumeur, cessent quelquefois au moment où elle apparaît au dehors; d'autres fois, au contraire, elles se montrent seulement dans la deuxième période; tantôt spontanées, pour ainsi dire, elles résultent le plus souvent d'ulcérations plus ou moins profondes de la muqueuse; tantôt au contraire, elles ne se produisent que lorsque le malade en portant les doigts dans les fosses nasales déchire la muqueuse, ou lorsque le chirurgien examine la tumeur. Dans ce cas l'écoulement est quelquefois très-abondant, ce que l'on comprend du reste lorsque l'on se rappelle l'état comme fongueux de la muqueuse signalé dans plusieurs observations.

Lorsqu'elle se développe dans les fosses nasales, la tumeur est généralement plutôt appréciable que dans les autres régions. On la voit généralement faire saillie à l'orifice antérieur des fosses nasales, avec une coloration rosée lorsqu'elle est encore recouverte de muqueuse, grisâtre au contraire si la tumeur est cariée comme dans le cas de M. Legouest. On peut la toucher directement avec le doigt sans interposition d'aucun autre tissu; tandis que, si elle a son siége dans les sinus frontaux ou maxillaires, il y a toujours une épaisseur plus ou moins grande de parties molles qui empêchent d'apprécier aussi exactement ses qualités physiques. Dans certains cas cependant, les téguments s'ulcèrent et disparaissent au niveau de la tumeur que l'on a alors directement sous les yeux.

Dans toutes les observations, quel que soit le siége primitif de la tumeur, nous trouvons notée l'exophthalmie.

Partout en effet l'orbite est en rapport avec les sinus dont les parois à son niveau présentent généralement peu de résistance. Une fois qu'elle a pénétré dans cette cavité, elle en chasse l'œil et les organes qui y sont contenus. Rarement le globe de l'œil est poussé directement en avant, presque toujours la pression est latérale, et le plus souvent c'est vers la partie externe et inférieure de l'orbite que le chasse la tumeur, au moins quand elle est développée dans les fosses nasales, les sinus frontaux, les cellules ethmoïdales. Dans le sinus maxillaire, la tumeur pourra produire le même déplacement, mais l'œil pourra aussi, comme dans le cas de Michon, être repoussé en haut, en avant et en dehors. Ces déviations du reste peuvent être diverses suivant le point vers lequel la tumeur se développe le plus rapidement. Si c'est par exemple à la partie externe du sinus maxillaire, l'œil pourra être repoussé en haut et en dedans; il peut même arriver, comme nous le voyons dans une observation citée par Mackenzie, qu'au lieu d'exophthalmie, on observe le phénomène inverse, qu'au lieu d'être plus saillant, l'œil au contraire soit plus enfoncé dans l'orbite. Il suffit pour cela que le développement de la tumeur se fasse surtout à la partie antérieure des sinus frontaux et maxillaire. L'œil est alors comprimé d'avant en arrière et refoulé vers la partie profonde de l'orbite.

Déplacé dans un sens ou dans l'autre, l'œil peut avoir conservé tous ses mouvements.

D'autres fois, au contraire, il est fixé comme immobile dans l'orbite, ou bien un de ses muscles venant à être comprimé, il se trouve entraîné par l'antagoniste : d'où strabisme qui a été noté dans bon nombre d'observations ; en même temps que le strabisme et comme résultat, on a signalé la diplopie ; ces deux phénomènes, du reste, n'ont souvent qu'une existence temporaire ; la compression venant à cesser, parce que l'œil s'est fait sa place en dehors de l'orbite, le strabisme et la diplopie cessent eux-mêmes. On a signalé, notamment dans la deuxième observation de M. Richet, la présence à la partie externe de la paupière supérieure d'une masse lobulée, mollasse, que l'on pouvait considérer comme la glande lacrymale poussée au dehors.

Les paupières distendues par la pression qu'elles subissent d'arrière en avant s'allongent dans toutes les directions et surtout transversalement. Les cils sont plus écartés l'un de l'autre que du côté opposé.

Les paupières elles-mêmes s'œdématient ; sous la peau rampent des veines distendues et sinueuses. Si le malade cherche à fermer les yeux, souvent il ne peut y parvenir, et au lieu de se rapprocher les paupières passent quelquefois en arrière du globe de l'œil qui se luxe pour ainsi dire en avant.

L'étranglement qui en résulte est très-pénible pour le malade et quelquefois assez difficile à réduire. Privée des voiles qui la protégent, la conjonctive reste exposée au vent et aux poussières diverses ; elle est souvent le siége d'une congestion plus ou moins vive, et de chémosis. La cornée s'enflamme, s'ulcère, se rompt quelquefois, et l'œil se vide, comme nous le voyons dans l'observation suivante que nous empruntons à l'ouvrage de Mackenzie (1).

(1) Tome I, p. 73. Extrait de Guy's hospital reports.

OBSERVATION VIII.

Thomas Moore vit survenir vers l'âge de 13 ans un petit bouton samblable à une verrue, qui se développa au-dessous de son œil gauche, contre le nez. Il en déchira le sommet en se grattant, ce qui détermina la formation d'une croûte. Ceci fut suivi du développement d'une tumeur qui s'accrut pendant vingt-trois ans. Bien que ses progrès fussent lents et qu'elle fût indolore, cette tumeur attira de plus en plus l'attention, et finit par déterminer une grande difformité de la face. La cloison du nez fut refoulée à droite au point d'oblitérer presque complétement la narine de ce côté; les cornets et les méats furent détruits à gauche, et l'orbite gauche rejeté en dehors. Un peu plus tard, la tumeur déplaça la paroi interne de l'orbite, et le globe de l'œil ainsi comprimé devint le siége des plus atroces douleurs, bien que la vision fût à peine entravée. Quand le malade eut atteint 19 ans, l'œil cédant à la pression se creva et ses humeurs s'échappèrent. Moins d'une heure après, le malade, qui depuis plusieurs semaines ne dormait plus, tomba dans un profond sommeil. Quand il s'éveilla, la douleur avait presque complétement disparu, et ce mieux relatif se maintint. Vers l'âge de 30 ans, on remarqua que la tumeur devenait mobile et qu'elle se détachait par ulcération des parties molles voisines. Le travail de séparation fut facilité par une suppuration abondante, et quelquefois par des hémorrhagies copieuses fournies par les vaisseaux des tissus voisins. Pendant quelque temps, la tumeur ne tint plus que par quelques bandes de peau qu'il aurait été très-facile de diviser. Enfin, il se détacha plusieurs petits fragments d'os irréguliers; mais la grosse masse resta en place jusqu'à ce que l'ulcération eût achevé de détruire les bandes de peau; alors, au grand étonnement du malade, toute la tumeur tomba en se séparant de sa face. Cette séparation ne fut accompagnée ni de douleurs ni d'écoulement de sang; mais il resta entre le nez et l'orbite un vaste creux, borné en bas par la face nasale de la voûte palatine et le plancher du sinus, en haut par le sinus frontal gauche et la moitié gauche de la lame criblée de l'ethmoïde; en dedans, par la cloison nasale offrant une surface concave, et à sa partie inférieure une petite ouverture de communication avec la narine droite; en dehors par l'orbite gauche. Cette brèche s'ouvrait en arrière dans le pharynx. Quand M. Hilton rédigea l'histoire de ce cas, les parois supérieure externes et en partie l'interne étaient couvertes de granulations de bonne nature. En mesurant la distance de la partie moyenne de la face au bord malaire de l'orbite de chaque côté, on trouva le côté gauche de près de 1 pouce plus grand que le droit. Le sourcil gauche était allongé de près de 1 demi-pouce, la cavité du crâne paraissait avoir été déformée par la pression de la tumeur en haut. La tumeur pesait 14 onces 3/4, sa pesanteur spécifique était de 1,80, sa plus grande circonférence de plus de 11 pouces, et sa plus petite de 9 pouces. Extérieurement sa surface était ondulée, concave en arrière. A la section, elle offrait une surface extrêmement dure, semblable à l'ivoire, avec des lignes, au nombre de cinquante, disposées en courbes concentriques, et s'agrandissant à mesure qu'elles s'éloignaient de la partie postérieure.

Dans l'observation III, la rétine et la papille étaient, à l'ophthalmoscope, le siége d'une injection assez vive, soit par la gêne de la circulation en retour et compression des vaisseaux de l'orbite, soit par l'irritation incessante de la lumière ; et l'on comprend parfaitement que, sous l'influence de l'une ou l'autre de ces causes, il puisse se faire dans les membranes profondes de l'œil des épanchements sanguins ou inflammatoires qui compromettront sérieusement la vision du côté malade. Si nous ajoutons à cela la compression et le tiraillement que subit le nerf optique, nous aurons une idée des désordres qui peuvent se produire de ce côté. La vision est généralement diminuée, sinon abolie. Mais nous devons ajouter que souvent elle revient après que, par l'ablation de la tumeur, l'œil a pu reprendre dans l'orbite sa place accoutumée.

La circulation des larmes, gênée par l'écartement des paupières, l'est encore d'une autre façon par la compression qu'exerce la tumeur sur les parois du canal nasal. Aussi trouvons-nous, outre un épiphora à peu près continuel, une distension du sac lacrymal, tantôt par de l'air ou bien par des mucosités plus ou moins épaisses et purulentes (M. Legouest, M. Richet).

Cette compression, du reste, peut s'étendre à toutes les parties voisines; en interceptant le passage de l'air dans les fosses nasales, elle supprime l'odorat; à la peau elle produit l'anesthésie en supprimant la fonction d'un nombre plus ou moins considérable de filets nerveux, anesthésie plus ou moins complète, bornée quelquefois à un simple engourdissement de la région où se distribue le nerf comprimé, compliquée, dans d'autres cas, de ces douleurs atroces continues ou intermittentes que nous avons signalées il y a un instant.

La déformation varie suivant l'endroit où s'est développée la tumeur; aussi l'étudierons-nous à part dans les tumeurs osseuses des fosses nasales et des sinus.

Dans les fosses nasales, la tumeur peut pendant longtemps se développer à son aise, sans refouler les os voisins. Elle a deux grandes cavités qui n'opposent aucun obstacle à son accroissement. La cloison résiste quelque temps; mais les os si minces qui la composent, le vomer, la lame perpendiculaire de l'ethmoïde que continue en avant le cartilage de la cloison, ne l'arrêtent pas longtemps. Ils sont bientôt repoussés au point de boucher la narine du côté opposé. Cette élasticité de la cloison fait précisément qu'elle peut être repoussée sans être détruite par la tumeur, quoiqu'on ait quelquefois observé sa perforation. Lorsque les fosses nasales ont subi toute l'ampliation latérale dont elles sont susceptibles, les os du nez se déjettent en dehors. Au lieu de garder la position oblique qu'il occupe par rapport à la joue, l'os nasal, du côté malade, semble pivoter sur son articulation avec celui du côté opposé. Sa portion maxillaire se soulève en même temps que l'apophyse montante du maxillaire, de sorte que la face correspondante du nez se continue sans ligne de démarcation avec la joue. Puis l'organe tout entier subit une sorte de torsion suivant sa longueur, de manière que sa pointe se trouve portée du côté opposé. En même temps qu'elle soulève la joue, la tumeur entraîne en haut la commissure labiale et l'aile du nez correspondante, et vient quelquefois faire saillie dans l'orbite.

La paroi inférieure des fosses nasales n'est pas plus respectée que la paroi externe; le voile du palais est abaissé, la voûte palatine elle-même et l'arcade alvéolaire peuvent être repoussées en bas, de manière à présenter avec les mêmes parties du côté opposé une différence de niveau très-appréciable; je dois dire cependant que c'est surtout dans ces tumeurs du sinus maxillaire que cette déviation a été observée.

Dans le cas si intéressant de Michon, et dont je donne ici le résumé d'après Lebert, on a observé une triple déviation. La tumeur développée dans le sinus maxillaire faisait saillie dans l'orbite, dont le plancher était refoulé en haut, du côté des fosses nasales, dont la cloison était déjetée vers le côté opposé, et enfin vers la joue qui bombait en avant, en même temps que la pommette était repoussée en dehors.

OBSERVATION IX.

Exostose volumineuse du sinus maxillaire.

(Extrait de l'observation publiée dans les mémoires de la Société de Chirurgie, par Michon-Lebert, anatomie pathologique, t. II, p. 584).

Un jeune homme, âgé de 19 ans, cultivateur, est reçu le 19 novembre 1849 à l'hôpital de la Pitié. Présentant les apparences d'une bonne constitution, il porte sur la partie droite de la face une tumeur qui le gêne et dont il désire être débarrassé.

Il s'aperçut pour la première fois, il y a trois ans, qu'il portait une tumeur du côté droit de la face, averti par un léger sentiment de gêne dans les mouvements de l'œil. Sa santé générale a toujours été bonne. Au bout de quelques mois, la saillie extérieure devint plus manifeste; au bout d'un an l'œil commença à être soulevé, repoussé en haut et en avant, l'écoulement des larmes devint continu. La tumeur continua à s'accroître lentement et à gêner de plus en plus l'œil droit. Le malade vint alors à Paris.

Au moment de son entrée à l'hôpital, son état est le suivant : la joue droite est très-tuméfiée, sans changement de couleur à la peau ; il y a seulement un peu d'érythème au-dessous de l'angle interne de l'œil. A 1 centimètre au-dessous existe un point fistuleux par lequel s'échappe un muco-pus mêlé de larmes. La consistance de la tumeur est d'une dureté éburnée. Le plancher de l'orbite est refoulé en haut et l'œil poussé en haut, en avant et en dehors. L'œil, du reste, est sain, sauf un peu de rougeur au niveau de la conjonctive. Le malade voit bien les objets, mais il les voit doubles. La joue est saillante en avant et le nez aplati, repoussé en dedans; l'os de la pommette semble repoussé en dehors. Le palais est sain, la voix est nasonnée; la narine droite semble oblitérée et la gauche notablement retrécie. L'odorat est perdu du côté droit. On sent au fond de la narine et en arrière du voile du palais, une tumeur osseuse. L'état général du malade est bon ; toutes les fonctions se font régulièrement.

Le 7 janvier 1850, M. Michon pratique l'opération, qui est très-pénible et très-longue, puisqu'elle dure 65 minutes ; il conserve l'arcade dentaire. Après un débridement assez considérable, il extrait d'une seule pièce cette tumeur osseuse, qui par son volume et sa position, présentait de grandes difficultés pour être enlevée en totalité. Cependant, à force d'avoir été prise et reprise plusieurs fois et ébranlée, la tumeur fut saisie fortement avec un davier; elle céda enfin, et fut extirpée après tant d'efforts, en laissant une vaste cavité à la place qu'elle occupait. Quelques portions se trouvèrent fracturées à sa superficie, mais sans autre lésion notable. Le pansement fut fait ensuite. Quant aux lambeaux des parties molles, M. Michon, après avoir projeté de faire une incision ordinaire en V ou en Λ, l'avait simplement modifiée d'après le conseil de M. Laugier, en abaissant les deux branches du V ouvert en haut, sur deux points séparés de la lèvre, au lieu de réunir les deux incisions à la commissure des lèvres. Après l'opération, que le malade supporta héroïquement, la plaie ut réunie par la suture ; une hémorrhagie veineuse, peu abondante à l'extérieur, se fit dans la cavité buccale, et força le malade d'avaler une certaine quantité de sang; des accidents d'indigestion en furent la conséquence; la couleur de la peau, enfin, avait fait craindre l'imminence de la gangrène; mais ce ne fut qu'un érythème. Huit jours après on enleva les épingles.

Le 12. Le malade fut pris de frissons et de fièvre; et il survint un érysipèle qui s'étendit au cuir chevelu et cessa au bout de cinq ou six jours. Il survint aussi un écoulement purulent par l'oreille gauche, qui cessa peu à peu. Quelques petits fragments osseux sortirent par le nez.

Peu à peu la supuration cessa, et le 5 mars le malade fût présenté guéri à la Société de chirurgie. La tumeur enlevée, que j'ai fait dessiner, et que j'ai soumise à l'examen microscopique, présente les caractères suivants :

La tumeur enlevée par cette laborieuse opération offre dans un sens 0m,195 de circonférence, et dans l'autre 0m,205. Sur sa coupe elle donne 0m065 dans sa largeur, et 0m,075 dans sa hauteur. Elle pèse 120 grammes; elle est inégalement arrondie, aplatie dans son diamètre antéro-postérieur; elle présente assez grossièrement la forme d'un cœur; elle est mamelonnée, offrant des anfractuosités bien plus considérables à sa face postérieure qu'à l'antérieure; à la face postérieure se voit une portion placée dans son enfoncement. Cette partie est très-mobile, et n'est retenue contre la tumeur que par des débris de parties molles. On trouve quelques autres petits grains moins volumineux, retenus en d'autres points de la même manière. Son extrémité interne présente une coloration grise assez prononcée; cette extrémité se trouvait en effet dans la fosse nasale, dont elle avait entièrement détruit la paroi externe, et était complétement à nu. A la partie antérieure de cette portion grise on aperçoit une entaille faite par la scie à molettes pendant l'opération; à la partie supérieure est une excavation profonde qui était comblée par un certain nombre de petits fragments surajoutés. C'est sur cette partie que reposait l'œil.

Tout autour de la tumeur, sauf à l'extrémité grise qui proéminait dans la fosse nasale et au niveau de la partie supérieure qui correspond à l'orbite, on trouve les débris d'une membrane molle, probablement la muqueuse du sinus qui enveloppe la tumeur de toutes parts.

La tumeur a été sciée, la coupe présente l'aspect à couches serrées et concentriques; sa couleur est d'un blanc jaunâtre. Le contour est irrégulier et présente des sillons dont les uns s'avancent vers le centre dans une étendue de 0m,02, 0m,01 et moins, dont les autres circonscrivent plus ou moins complétement de petites portions de même structure surajoutées à la tumeur. A la partie supérieure de la coupe, le contour forme un angle rentrant profond; c'est l'excavation dont j'ai parlé déjà comme ayant formé le plancher de l'orbite. La substance qui compose la tumeur, ayant été examinée par moi au microscope, n'a absolument donné que les éléments du système osseux, des canaux étroitement juxtaposés, avec leurs corpuscules caractéristiques.

Dans les sinus frontaux, la déformation existe tantôt à la face inférieure du frontal, à la paroi supérieure de l'orbite, ne faisant subir au sinus lui-même aucune dilatation, aucun épaississement de son bord antérieur, mais amenant alors, au plus haut degré du côté de l'œil, les troubles que j'ai signalés tout à l'heure; tantôt au contraire le sinus tout entier est dilaté suivant toutes ses dimensions; sa paroi antérieure usée, détruite en plusieurs points comme dans le cas de Jobert. Dans les deux observations de M. Maisonneuve, où la tumeur s'était développée dans les cellules ethmoïdales, c'est à la partie supérieure et interne de l'orbite que l'on sentait au-dessous de la peau les mamelons de la tumeur. A une période avancée de la maladie, alors qu'elle a envahi les cavités voisines, la déformation devient complexe; c'est ainsi que, dans plusieurs observations, on trouve notée une saillie à la joue, dans les fosses nasales, la bouche et l'orbite. Aussi, dans ces cas-là, observe-t-on en même temps que les symptômes que j'ai décrits des troubles du côté de la mastication, de la respiration et de la phonation, troubles assez prononcés quelquefois pour compromettre sérieusement la vie du malade. Quel que soit le lieu où se montre d'abord la tumeur, elle a toujours les mêmes caractères. Nous la trouvons généralement immobile, ou au moins d'une mobilité obscure, d'une dureté osseuse, la même dans toute son étendue, dureté que l'on peut constater dès l'abord, ou seulement après avoir déprimé une épaisseur plus ou moins grande de parties molles. La surface peut être parfaitement égale, uniformément arrondie; d'autres fois, au contraire, elle est hérissée de mamelons qui s'élèvent de sa surface et qui sont séparés l'un de l'autre par des sillons plus ou moins profonds. Les mamelons, inégaux à la surface de la tumeur, sont plus particulièrement un symptôme des tumeurs éburnées; tandis que, outre la surface arrondie, les celluleuses présentent une certaine élasticité tenant, suivant M. Dolbeau, à la texture de la tumeur, ou bien une sorte de crépitation que l'on doit, d'après M. Richet, rapporter à la collision entre elles des aiguilles osseuses.

Pour constater la dureté de la tumeur, le doigt suffit le plus souvent; il est cependant un mode d'exploration qu'il ne faut pas négliger, c'est l'aiguille à acupuncture; lorsqu'on cherche à enfoncer cette aiguille dans la tumeur, après avoir traversé les parties molles qui la recouvrent, on est arrêté par un plan résistant sur lequel l'aiguille s'incurve, mais qu'elle ne peut pénétrer.

Dans certains cas, cependant, de tumeurs celluleuses, et cette réflexion nous est inspirée par une étude attentive de la pièce de M. Richet, peut-être pourrait-on tomber précisément dans un de ces espaces limités par les colonnes osseuses de la tumeur, et enfoncer l'aiguille assez profondément; aussi croyons-nous que, pour conserver toute sa valeur, ce moyen d'exploration, parfaitement inoffensif du reste, doit être répété plusieurs fois sur la même tumeur.

Dans les fosses nasales l'exploration est très-facile : on a la tumeur sous le doigt, à l'orifice antérieur, et l'on peut, avec le doigt introduit par la bouche, et recourbé en crochet au-dessus du voile du palais, contrôler les résultats qu'a donnés un premier examen. On sent alors, à l'orifice postérieur des fosses nasales, une tumeur généralement séparée du pharynx par un intervalle plus ou moins considérable, et qui présente tous les caractères que nous venons de lui assigner.

Dans les autres régions, on ne peut explorer la tumeur qu'au travers des téguments, à moins que, par une série d'accidents dont nous allons parler maintenant, elle ne se soit fait jour au dehors.

Il se fait en effet quelquefois du côté de la peau des poussées inflammatoires qui peuvent se terminer par résolution, qui d'autres fois se terminent par un abcès qui reste fistuleux. Les observations de Lenoir, de Hilton que nous avons rapportées plus haut en sont des exemples. Il peut se former plusieurs orifices fistuleux par lesquels le doigt apprécie directement la tumeur, qui dans ces cas-là est toujours dépouillée de sa membrane enveloppante, elle se carie comme l'on dit, et au lieu d'avoir l'aspect rosé que lui donne son enveloppe, elle est plus ou moins grisâtre et baignant dans une suppuration plus ou moins fétide. C'est même un fait assez remarquable, que de voir ces tumeurs acquérant un volume considérable sans irriter beaucoup la muqueuse voisine dont la sécrétion un peu plus abondante a conservé à peu près ses caractères normaux. Lorsqu'au contraire le périoste de la tumeur a disparu, privée de ses moyens de nutrition, elle devient un véritable corps étranger, et un corps étranger très-irritant qui détermine des ulcérations, des abcès et un écoulement de liquides sanieux qui empoisonnent le malade et par leur odeur, et surtout, parce que tombant dans l'arrière-gorge ils sont avalés avec la salive ; c'est dans ces cas-là surtout que nous voyons l'examen donner lieu à des pertes de sang quelquefois inquiétantes, même lorsqu'il est fait avec toute la précaution désirable. Ces pertes de sang, cette suppuration plus ou moins abondante épuisent le malade en même temps qu'il s'empoisonne en absorbant les liquide putréfiés qui s'exhalent de sa plaie. Aussi est-il pris de fièvre le soir, il ne mange plus, et succomberait-il bientôt à l'infection putride et à ses douleurs s'il n'était promptement débarrassé de sa tumeur. L'observation de M. Legouest nous montre ces symptômes généraux à un degré très-élevé.

OBSERVATION X.

Exostose épiphysaire cariée occupant toute la fosse nasale gauche, faisant une saillie considérable dans le pharynx et déformant notablement la face. Ablation à l'aide de la résection temporaire d'une partie de maxillaire supérieur.—Guérison, par M. Legouest.

(Mémoires, Académie de médecine, 1865-1866, pag. 147)

Un jeune caporal du 86e régiment de ligne, nommé T..., entra dans les salles de clinique chirurgicale du Val-de-Grâce, pour se faire traiter d'une tumeur qui obstruait complétement la fosse nasale gauche. Il nous raconta que, depuis plusieurs années, il éprouvait dans la narine des démangeaisons qui l'obligeaient à y porter souvent les doigts. Un jour il sentit dans la partie la plus reculée de la fosse nasale une petite tumeur charnue de la forme et du volume d'un grain de plomb, dont le siége lui parut être sur le plancher de la cavité.

En sept ou huit mois, cette tumeur acquit les dimensions d'un haricot et la dureté de la pierre.

Vers le mois d'août 1862, le nez commença à se déformer, et, en décembre de la même année, la tumeur, en partie dépouillée de son enveloppe charnue, remplissait complétement la fosse nasale gauche, et déterminait un écoulement de matières des plus nauséabondes par la narine.

Dans le cours du mois de mars 1863, le malade fut pris tout à coup de maux de tête si violents, qu'il réclama les secours de l'art et entra dans différents hôpitaux, où il fut traité par des moyens insignifiants. Les maux de tête augmentèrent; des hémorrhagies abondantes se déclarèrent par la narine et par la bouche; l'écoulement purulent devint plus abondant et plus fétide, et le malade, ne pouvant supporter son mal plus longtemps, vint nous demander de l'en débarrasser.

Dix-huit mois se sont écoulés depuis le début de l'affection ; le sujet est pâle, maigre et porte le cachet de la souffrance et de l'inquiétude. Le nez, depuis la racine jusqu'à sa pointe, est considérablement augmenté de volume et dévié à droite ; l'œil gauche est rouge, larmoyant et plus saillant que celui du côté opposé ; la commissure interne des paupières est tuméfiée ; la pression fait sortir du sac lacrymal des mucosités purulentes ; l'apophyse montante du maxillaire supérieur est soulevée. L'ouverture des deux narines est souillée par du pus et du sang. On rencontre dans la narine gauche, à 2 centimètres de profondeur, une tumeur dure et immobile dont la surface rugueuse et grisâtre est encroûtée de dépôts lithiques. Cette tumeur occupe et distend toute la narine ; elle refoule la cloison à droite et ferme aussi complétement la narine de ce côté ; elle paraît avoir le volume d'une noix. Un stylet, introduit dans la narine gauche, pénètre difficilement et s'enfonce dans l'étendue de 3 ou 4 centimètres entre la tumeur et la cloison du nez ; en bas, il ne peut s'engager entre la tumeur et le plancher des fosses nasales ; en haut et en dehors, il est arrêté par les os propres du nez et par la portion du maxillaire supérieur limitant l'ouverture osseuse antérieure de la fosse nasale. L'exploration donne lieu à un abondant écoulement de sang.

En faisant ouvrir la bouche, on trouve sur la ligne médiane de la voûte palatine une tumeur oblongue d'avant en arrière, dont le relief, formé par la voûte elle-même, est très accusé vers la partie postérieure et atteint le volume du doigt. La membrane muqueuse est intacte ; toute la voûte palatine et le reliet sont très-solides.

Le voile du palais est un peu abaissé et ne peut s'élever. En passant derrière lui le doigt indicateur recourbé en haut en crochet, on sent une tumeur plus volumineuse que celle qui occupe la narine antérieure, mais présentant (au toucher) les mêmes phénomènes. Le doigt ne peut en mesurer exactement les limites ; mais il s'engage entre elle et la colonne vertébrale, dans une étendue suffisante pour faire reconnaître qu'elle est indépendante de la paroi postérieure du pharynx. Un notable écoulement de sang suit les manœuvres exploratrices.

Le malade ne respire que par la bouche ; il avale difficilement ; sa voix est très-nasonnée ; des matières sanieuses et purulentes s'écoulent constamment avec abondance dans l'arrière-gorge et sont avalées ; il y a un peu de fièvre le soir ; des maux de tête intolérables apparaissent d'une façon intermittente.

L'indication d'extraire la tumeur me parut évidente ; quelques concrétions pierreuses détachées avec l'ongle de sa surface, proéminant dans la narine, me firent espérer un instant que je pouvais avoir affaire à un calcul des fosses nasales; mais des pressions et des tractions pratiquées sans succès, avec de fortes pinces, ne me laissèrent bientôt aucun doute sur la nature de l'affection. C'était une exostose épiphysaire, éburnée, dont le lieu d'implantation restait inconnu, et dont l'immobilité pouvait tenir, peut-être, au pédicule lui-même, et certainement à la forme de la tumeur, qui, après avoir rempli la fosse nasale, s'était développée au dehors et était étranglée en gourde par les ouvertures osseuses antérieure et postérieure de la narine. J'annonçai au malade qu'une opération assez grave était nécessaire pour le débarrasser de son affection. Peu disposé à s'y soumettre, il sortit de l'hôpital et ne revint qu'au mois de juillet, décidé cette fois à obtenir sa guérison à tout prix. Les choses n'avaient pas changé; cependant l'écoulement purulent avait un peu augmenté. Je résolus, afin de faire subir au malade la moindre mutilation possible, d'opérer d'après les indications que je rencontrerais chemin faisant; et si j'étais obligé de réséquer quelque portion du maxillaire supérieur, de ne pratiquer qu'une résection temporaire.

Le mardi, 21 juillet, à ma clinique, je procédai à l'opération de la manière suivante :

Une incision verticale, commencée à 1 centimètre au-dessous du grand angle de l'œil gauche et menée le long de l'apophyse montante du maxillaire supérieur, à la limite de l'aile du nez laissée intacte et de la joue, fut descendue jusqu'à 15 millimètres du bord libre de la lèvre supérieure respecté.

Disséquant les bords de l'incision en dedans et en dehors, je mis ainsi largement à découvert, par son côté externe, l'ouverur osseuse antérieure de la fosse nasale. La partie antérieure de l'exostose apparut alors dans la majeure partie de son étendue; elle fut saisie et ébranlée avec un gros davier à résection. Mes efforts restant néanmoins impuissants à l'extraire, je pensai pouvoir la saisir plus efficacement en me donnant plus d'espace, et, à cet effet, j'incisai en arrière l'ouverture de la narine, restée jusque-là dans son intégrité.

Plus largement exposée à la vue et plus accessible, la tumeur fut saisie avec une facilité et une solidité plus grandes, et de nouvelles tractions dirigées avec énergie en différents sens la mobilisèrent davantage, mais ne parvinrent pas à l'amener au dehors. Afin d'agrandir encore le champ de mes manœuvres et d'ouvrir une voie plus large à la tumeur, je me décidai à détacher la paroi externe de la fosse nasale et à la repousser en dehors dans l'antre d'Highmore, me proposant de la relever ensuite et de la replacer dans sa situation normale. Je menai en dehors, sur la joue et au niveau du plancher des fosses nasales, une incision transversale longue de 3 centimètres et perpendiculaire à la première; je disséquai en haut et en dehors le lambeau triangulaire résultant de mes deux incisions, et, le faisant maintenir relevé, je coupai d'avant en arrière, avec le ciseau et le maillet, l'apophyse montante du maxillaire supérieur, un peu au-dessous du niveau du rebord orbitaire inférieur. Reportant mon ciseau plus bas, à la hauteur du plancher des fosses nasales, je sectionnai parallèlement à ce plancher la paroi externe de la cavité; enfin, d'un troisième coup de ciseau donné verticalement, à quelques millimètres en dehors de la fosse nasale, sur la paroi antérieure de l'antre d'Highmore, j'ouvris le sinus, dans lequel je renversai et inclinai de dedans en dehors la languette osseuse limitée par mes coups de ciseau.

Je pus alors saisir la tumeur plus profondément, l'ébranler par des mouvements de haut en bas et de droite à gauche et la mobiliser au point de croire qu'elle allait céder à mes tractions et se dégager. Il n'en fut rien; elle se rompit net à peu près par le milieu, et la plus grande partie de sa portion antérieure fut seule amenée au dehors.

J'espérais pouvoir repousser en arrière la portion restée en place et l'extraire par le pharynx; mais les tentatives dirigées vers ce but furent vaines : la tumeur était fixée et étranglée par l'ouverture postérieure de la fosse nasale dans une sorte d'anneau osseux, de telle sorte que sa portion pharyngienne était trop volumineuse pour le franchir et passer dans la fosse nasale, et sa portion nasale trop volumineuse pour passer dans le pharynx.

En présence de ces difficultés, je me crus un instant dans la nécessité d'enlever une partie du maxillaire : je résolus cependant de tenter d'ouvrir la paroi externe de la fosse nasale, dans toute son étendue, sans la sacrifier. Réappliquant le ciseau d'avant en arrière et parallèlement au plancher nasal, je lui fis parcourir à petits coups toute la paroi interne de la cavité, et je coupai, sur un seul point, l'anneau osseux formé par l'ouverture de l'arrière-narine.

La tumeur fut alors de nouveau saisie, engagée peu à peu dans la fosse nasale, et enfin amenée au dehors.

Portant les doigts dans la vaste cavité que j'avais sous les yeux, j'en retirai plusieurs séquestres, et j'enlevai de la partie supérieure de la fosse nasale un polype vésiculeux gros comme une noisette. La cavité nasale était tapissée par une membrane épaisse et fongueuse; la cloison intacte était repoussée à droite; le plancher, intact comme elle, était déprimé vers la bouche; sur les parois externe et supérieure les cornets étaient déformés au point d'être méconnaissables. Je ne pus trouver le lieu d'implantation de l'exostose.

Le malade avait perdu peu de sang et supporté l'opération avec un grand courage.

Le nez et la cloison rejetés à droite furent ramenés sur la ligne médiane ; la paroi externe de la fosse nasale, dont un seul petit éclat avait été accidentellement emporté, fut relevée et remise en place ; des points de suture entrecoupée réunirent les incisions qui avaient été faites.

Les suites de l'opération furent très-heureuses : l'opéré eut à peine de la fièvre et quelques douleurs de tête qui disparurent en trente-six heures. J'enlevai la plupart des points de suture, quarante-huit heures après l'opération ; les points de suture qui réunissaient les angles des incisions ne furent enlevés que le quatrième jour.

Les plaies étaient réunies par première intention dans la majeure partie de leur étendue ; j'attendis néanmoins jusqu'au sixième jour pour pratiquer des injections dans les fosses nasales et les nettoyer. Les accidents du côté de l'œil disparurent rapidement ; la déformation du palais diminua ; et le malade ne fut tourmenté que par un écoulement séreux abondant se produisant par la narine gauche, pendant dix ou douze jours, lorsqu'il inclinait la tête en avant.

Le 15 août, la cicatrisation étant solide, l'écoulement nasal ayant disparu, T..... demande sa sortie qui lui est accordée; son œil est revenu à l'état normal ; la voûte palatine est encore un peu abaissée ; la cloison du nez est à peu près redressée ; le nez est sur la ligne médiane de la face, mais il est resté assez large en raison de l'évasement subi par ses os propres ; la paroi externe de la fosse nasale gauche est déprimée, mais consolidée ; tout le côté gauche de la face à partir de l'œil, semble situé sur un plan un peu plus bas que le côté droit : la déglutition est facile ; la parole est encore nasonnée. En somme, la légère déformation persistante des traits du visage résulte plutôt du développement considérable auquel l'affection était parvenue que de l'opération elle-même, et diminuera sans doute encore.

Examiné le 28 novembre, quatre mois après l'opération, T..... présente un aspect de santé très-satisfaisant. L'œil gauche est en bon état ; sous l'influence du vent ou du froid, il y a un peu d'épiphora : les cicatrices, résultant de l'opération, sont bonnes, solides et médiocrement apparentes ; le nez replacé sur la ligne médiane est resté un peu large ; la narine gauche est bien conformée ; la cloison du nez est redressée; la face externe de la fosse nasale gauche est un peu excavée, et offre dans le fond de l'excavation un petit pertuis qui semble communiquer avec l'antre d'Highmore; le cornet inférieur a disparu; la voûte palatine est revenue à l'état normal; l'ouverture pharyngienne de la narine gauche est encore un peu plus large que la droite. La narine gauche fournit des mucosités plus abondantes que la droite.

Le côté gauche de la face est relevé sur le même plan que le droit; il existe encore un peu d'insensibilité de la lèvre; les dents supportées par le maxillaire supérieur gauche sont très-sensibles. La déglutition, la respiration et la voix sont normales. Aujourd'hui (mai 1865), T..... a récupéré toutes ses fonctions; il présente à peine la trace de l'opération, et il n'en garde plus que le souvenir.

L'aspect général de la tumeur rappelle assez bien la forme et le volume du calcanéum. Son poids, après dessiccation, est de 75 grammes; avec les petits séquestres qui sont détachés, il s'élève à 80 grammes; son diamètre antéro-postérieur est de 93 millimètres; son diamètre vertical, dans sa plus grande hauteur, de 48 millimètres; son diamètre transversal, dans sa plus grande largeur, de 40 millimètres; on y remarque trois renflements distincts, séparés par deux collets circulaires; l'un, antérieur, occupait la narine; l'autre, médian, remplissait la fosse nasale; le troisième, postérieur, faisait saillie dans la partie supérieure du pharynx. Le collet qui sépare le premier renflement du second a 25 millimètres de diamètre; le collet qui sépare le renflement médian du renflement postérieur a 35 millimètres de diamètre transversal et 28 millimètres de diamètre vertical.

En comparant les divers diamètres des fosses nasales, mesurés sur plusieurs têtes pour en obtenir la moyenne, avec ceux de la tumeur, on peut se faire une idée de la gêne qu'elle devait provoquer et des difficultés de son extraction. Longueur d'avant en arrière du plancher des fosses nasales, 40 millimètres; diamètre antéro-postérieur de l'exostose, 93 millimètres, c'est-à-dire 53 millimètres en plus. Hauteur des fosses nasales en avant, 48 millimètres; en arrière, 44 millimètres; plus grand diamètre vertical de l'exostose, 48 millimètres: peu de différence. Largeur d'une fosse nasale, mesurée au-dessous du cornet inférieur, 16 millimètres; diamètre transversal de la tumeur, 40 millimètres ou 24 millimètres en plus. Diamètre transversal d'une arrière-narine, 15 millimètres. Diamètre transversal du collet postérieur de la tumeur, 32 millimètres, ou 17 millimètres en plus. Diamètre vertical d'une arrière-narine, 28 millimètres; diamètre vertical du collet postérieur de la tumeur, 28 millimètres : égalité. Les diamètres du renflement pharyngien de l'exostose sont en moyenne de 35 millimètres, et par conséquent plus grands de 20 et de 7 millimètres que les diamètres transversal et vertical de l'ouverture postérieure de la fosse nasale.

Toute la surface de l'exostose est inégale et creusée de petits trous : assez lisse sur le renflement médian, elle est rugueuse sur les renflements antérieur et postérieur, dont les dépôts lithiques ont disparu par la macération. Sa face externe et sa face inférieure sont irrégulièrement planes. Sa face supérieure présente un renflement considérable, dont la moitié antérieure a été détruite par la carie, ainsi que les deux tiers antérieurs de la face interne et la partie moyenne de la face inférieure. Son tissu est très-dense, très-compacte, éburné, et semble composé de fibres perpendiculaires aux surfaces. La carie a creusé l'exostose d'une large échancrure, en bas, en dedans, en haut et un peu en dehors : la cavité qui en résulte était remplie par quinze ou vingt petits séquestres, dont le volume varie depuis la grosseur d'un grain de millet jusqu'à celle de la dernière phalange du petit doigt. Nous avons dit qu'il nous avait été impossible de reconnaître les vestiges du pédicule de l'exostose ; néanmoins, d'après le récit du malade et l'examen de la tumeur, nous sommes porté à croire que celle-ci s'implantait sur la partie moyenne du plancher de la fosse nasale.

DIAGNOSTIC.

Les tumeurs aiguës des fosses nasales et des sinus, telles que les abcès, ne sauraient être confondues avec les tumeurs dont nous nous occupons, et dont la marche est essentiellement chronique ; il ne faut cependant pas oublier que les tumeurs osseuses des cavités nasales provoquent quelquefois dans leur voisinage de véritables abcès ; mais dans ces cas-là l'abcès est secondaire, et les commémoratifs, et l'examen du malade auront bientôt appris qu'un temps plus ou moins long avant le développement de cette poussée inflammatoire, le malade s'était aperçu qu'il portait une tumeur dont les caractères pourront être appréciés facilement après que la complication aura disparu.

Sans revenir ici sur les symptômes dont nous avons donné le détail dans le chapitre précédent, nous remarquerons que ces tumeurs ont sur le vivant deux caractères principaux qui en général les feront assez facilement reconnaître ; ce sont : 1° leur dureté osseuse toute spéciale que l'on peut apprécier avec le doigt ou l'aiguille à acupuncture, dureté que nous ne trouvons jamais au même degré dans les autres tumeurs ; 2° la déformation à laquelle elles donnent lieu et qui a aussi un cachet particulier. Ces deux caractères nous suffiront presque à établir le diagnostic différentiel.

Avec quelles tumeurs en effet pouvons-nous confondre les tumeurs osseuses des cavités nasales et des sinus ? Avec les polypes développés soit dans les fosses nasales, soit dans les sinus, avec les calculs des fosses nasales, avec les hydropisies, kystes ou inflammations chroniques des sinus, les tumeurs diverses, enchondromes, lipomes, etc.

Une fois qu'ils sont parvenus dans les fosses nasales, les polypes muqueux ou fibreux ont des caractères tellement tranchés de mollesse, de forme, de déplacement généralement facile, qu'il est à peu près impossible de les confondre avec un ostéome. Je sais bien que dans certains cas ils peuvent s'incruster de calcaire et présenter par places une dureté tout à fait semblable à celle de l'os, mais cette transformation est toujours partielle, et en examinant la tumeur par tous les points accessibles, on trouvera toujours une portion qui a conservé les caractères primitifs du polype. La confusion serait surtout facile avec ces tumeurs qui naissent des parois du pharynx et qu'on a désignées en masse sous le nom de polypes naso-pharyngiens, quoique leur point de départ, leur nature soit assez divers. De ces polypes en effet, les uns sont purement fibreux, d'autres renferment des culs-de-sac glandulaires; les uns naissent de la paroi postérieure du pharynx et de l'apophyse basilaire, certains au contraire prennent leur point de départ aux environs de la trompe d'Eustache, ou encore à l'orifice postérieur des fosses nasales. Signalons encore les enchondromes des fosses nasales observés par M. Verneuil et M. Richet. Toutes ces tumeurs ont des caractères particuliers de mollesse, ou au moins d'élasticité, qui d'une manière générale permettront de les différencier des tumeurs osseuses. De plus, les polypes naso-pharyngiens ont une tendance très-grande à s'introduire en même temps dans toutes les cavités de la face. Une fois parvenus à un certain volume ils poussent des prolongements de tous côtés, ils abaissent le voile du palais, pénètrent dans les orbites, quelquefois jusque dans les fosses ptérygo-maxillaire et temporale, et dans les sinus, provoquant ainsi les déformations les plus étendues. Les tumeurs osseuses, au contraire, restent généralement longtemps limitées à la cavité qui leur a donné naissance; elles produisent dans ce point une déformation considérable, et ce n'est, pour ainsi dire, qu'après avoir épuisé leur action sur la cavité où elles sont nées qu'elles déformeront les parties voisines; les polypes au contraire pénètrent partout en même temps, et au même instant produisent des difformations que les tumeurs osseuses n'auraient produites qu'à de longs intervalles et d'une manière beaucoup moins généralisée. Chez les enfants, un corps étranger, une bille, un noyau de cerise introduits dans les fosses nasales, et qui y auront séjourné longtemps, pourront donner lieu à quelque embarras, d'autant que ces corps étrangers deviennent quelquefois le noyau de véritables calculs.

D'autres fois, ces calculs se forment d'emblée par le dépôt des éléments du mucus ; autour d'eux la muqueuse incessamment irritée peut donner lieu à des hémorrhagies et à un écoulement de matières sanieuses. Boursouflée et fongueuse, elle peut former une sorte d'enveloppe incomplète à ces concrétions calculeuses, à ces rhinolithes comme on les a appelés. L'erreur cependant pourra être évitée, si l'on réfléchit que ces calculs sont généralement assez mobiles; on pourra assez facilement détacher des fragments de leur surface, et au lieu de tissu osseux, comme dans les exostoses, on les trouvera composés de phosphate de chaux et de magnésie, de chlorure de sodium et de carbonate de chaux, de magnésie et de soude (1).

Dans la scrofule, les os peuvent augmenter de volume en même temps que leur texture est changée ; ils deviennent le siége d'une véritable ostéite qui pourrait attaquer les cornets des fosses nasales, comme nous la voyons se localiser dans les autres os et produire ce qu'on désignait autrefois sous le nom de *spina ventosa scrofuleux*. On comprend quelle serait dans ce cas la difficulté du diagnostic : même marche lente, même indolence dans les deux affections; mais, dans ce cas, nous trouverons d'autres traces de la scrofule, et puis il nous paraît difficile que l'ostéite une fois développée dans un cornet ne gagne pas les os voisins qui sont soudés si intimement les uns aux autres. Lorsque la tumeur est développée dans les sinus, on pourrait la confondre avec un cancer de ces cavités.

L'absence de symptômes généraux graves, de douleurs siégeant dans la tumeur elle-même, et revenant sous forme d'élancements, permettront de rejeter l'idée

(1) Voy. Mémoire de M. Demarquay sur les calculs nasaux.

de tumeur maligne ; puis dans ces tumeurs le maxillaire tout entier est englobé dans la maladie, il est friable, nous trouvons l'arcade alvéolaire participant à la lésion ; les ganglions sont envahis par la maladie. Dans le cas de tumeur osseuse, au contraire, on a la sensation de dureté caractéristique, les os voisins ne sont pas malades, et l'état général n'est pas en rapport avec le développement de la tumeur.

Quant aux tumeurs de nature bénigne que l'on peut trouver dans les sinus, kystes, polypes, tumeurs graisseuse(1), butyreuse(2), elles ont toutes un caractère commun signalé par Dupuytren sous le nom de *crépitation parcheminée* et qui les fera facilement reconnaître. En effet, à mesure qu'elles se développent, elles font effort sur toutes les parois des sinus qui s'amincissent d'autant plus vite qu'elles étaient déjà moins resistantes : aussi à une période un peu avancée de la maladie les trouve-t-on réduites à une simple lamelle que le doigt peut déprimer en faisant percevoir une crépitation particulière caractéristique. Enfin, comme dernier moyen, la ponction lèvera tous les doutes, en donnant lieu à un écoulement de liquide variable par ses qualités physiques dans le cas de kyste, en permettant de reconnaître une tumeur solide se laissant traverser par l'aiguille dans le cas de polype fibreux, de tumeur graisseuse, etc. Quelle que soit la cavité affectée, sinus frontaux, maxillaires, cellules ethmoïdales, ces deux caractères ont toute leur importance, et permettront toujours de séparer de la tumeur osseuse les autres tuméfactions qui pourraient lui ressembler. Il me paraît difficile de confondre les tumeurs osseuses des sinus avec les hy-

(1) M. Nélaton, Soc. de biologie, 1851, 5 avril.

(2) M. Maissonneuve, Clinique chirurgicale I, p. 594.

perostoses partielles siégeant au niveau de ces cavités; la tuméfaction diffuse qui caractérise le début de ces affections, le développement de ces tumeurs aux dépens de tous les os de la face qu'elles finissent par envahir, les différencient assez nettement des tumeurs parfaitement circonscrites et à siége si spécial dont je m'occupe en ce moment. Comme on le voit, le diagnostic des tumeurs osseuses des cavités nasales peut être posé d'une manière à peu près certaine dans la deuxième période, c'est-à-dire lorsque la tumeur est venue faire saillie au dehors; mais quelquefois, au lieu de se diriger vers l'extérieur, la tumeur pénétre dans une cavité où elle est recouverte par une quantité de parties molles qui masquent absolument ses caractères. Nous en voyons un exemple remarquable dans l'observation 105 de Mackenzie et qu'il rapporte sous ce titre : « Exostose du sinus maxillaire découverte seulement après l'ablation de l'œil » (1). Il y avait dans ce cas une exophthalmie considérable avec ulcération de la cornée, et perte de la vision. Le Dr Anderson commença par vider l'œil pour débarrasser cette malade des douleurs qui la tourmentaient; il fut obligé plus tard d'extirper le globe de l'œil: c'est alors qu'il découvrit sur le plancher de l'orbite une tumeur du volume d'une noisette, solide, nodulée et osseuse. Comme elle paraissait solidement fixée, il ne parut pas prudent d'en tenter l'extirpation. La malade fut très-améliorée après l'extirpation de l'œil, sans que le Dr Anderson osât dire si c'était à cette opération, à la suppuration qui en fut la suite, ou aux médicaments antisyphilitiques qu'il devait ce résultat. Lorsque la malade quitta l'hôpital, elle était en bonne santé, et il n'y avait pas d'apparence que la tumeur de l'orbite

(1) Mackenzie, t. I, p. 99.

dût s'accroître. La malade succomba quelque temps après par suite de l'action exercée par l'exostose sur le cerveau qu'elle aura probablement comprimé. Cette observation, dont je ne donne ici que le résumé, fera comprendre toute la difficulté du diagnostic dans certains cas. A la première période le diagnostic repose sur des données tout à fait incertaines; un coryza habituel, des hémorrhagies survenant sans cause, et se reproduisant plus ou moins fréquemment, des douleurs névralgiques résistant aux moyens habituellement efficaces devront faire penser au développement possible d'une tumeur osseuse, qu'un examen minutieux fera dans certains cas reconnaître de très-bonne heure. Dans le cas de M. Legouest, le malade s'en aperçut lui-même, alors que la tumeur n'avait pas plus que le volume d'un grain de plomb. Une opération très-légère eût pu dans ce moment le débarrasser complétement et lui épargner les souffrances de toutes sortes qu'il eut à subir, en laissant s'accroître sa tumeur.

MARCHE, TERMINAISONS, PRONOSTIC.

Les tumeurs osseuses développées dans la muqueuse des fosses nasales et des sinus de la face ont généralement une marche lente. Développées souvent dans le jeune âge, on les retrouve plusieurs années après, avec un volume relativement assez peu considérable. On peut dans certains cas remonter à leur début; il faut avouer cependant que c'est le plus souvent impossible, les malades ne tenant compte dans leur appréciation que de la date d'apparition de la tumeur; or nous avons vu qu'il y a une première période dans laquelle la tumeur n'est pas encore accessible à nos regards. Nous en voyons un exemple remarquable dans l'observation III.

Le mal a débuté au mois de janvier, d'après le dire du malade, et au mois de juillet nous avons une tumeur du volume d'une noix. La marche dans ce cas aurait donc été assez rapide; mais, en interrogeant le malade, nous voyons qu'il était depuis un certain temps déjà sujet à des épistaxis qui ont cessé lors de l'apparition de sa tumeur. Bien manifestement sa tumeur existait avant que son attention eût été appelée du côté de son orbite par la saillie de son œil. Un phénomène très-remarquable aussi et qui nous explique l'intermittence des douleurs, ainsi que la formation des abcès, ce sont les poussées dont la tumeur est le siége, ces espèces de périodes de repos et d'activité qu'elles traversent. Souvent en effet longtemps stationnaires et à peu près indolentes, tout d'un coup sans cause appréciable, elles accroissent rapidement de volume en même temps qu'elles deviennent douloureuses. Le tissu cellulaire voisin, la peau elle-même s'enflamment et s'ulcèrent; et soit primitivement soit consécutivement la membrane qui recouvre la tumeur suppure et disparaît, comme nous le voyons dans les cas de Lenoir et de M. Legouest. La tumeur est alors à nu dans la cavité qui la contient. Dans le cas de Hilton que nous avons rapporté plus haut d'après Mackenzie, le résultat fut encore plus extraordinaire; les ulcérations qui s'étaient faites au niveau de la tumeur finirent par se réunir, la tumeur devint mobile, et trouvant une issue assez large tomba d'elle-même, procurant ainsi au malade une guérison spontanée.

C'est là la terminaison heureuse de la maladie sans intervention de l'art; c'est aussi malheureusement la terminaison exceptionnelle.

Abandonnée à elle-même, la tumeur continuera à faire

des progrès, refoulant au devant d'elle et usant tout ce qui s'oppose à son développement.

Trop heureux encore quand son développement n'amènera qu'une difformité plus ou moins hideuse ! Nous voyons en effet ces tumeurs s'avancer vers des organes indispensables à la vie, venir comprimer le cerveau et amener une mort quelquefois rapide (obs. 105, Mackenzie, dont j'ai donné plus haut le résumé). Dans l'observation de M. Lucas, citée par Lebert (1), et empruntée par Mackensie à *Edinburgh medical and surgical journal*, t. I, p. 405 (2), il s'agit d'une tumeur développée à la suite d'un traumatisme.

« Aucune partie des os de l'orbite n'était dénudée, et bien que l'on ne pût découvrir de quelle façon la tumeur adhérait aux parties voisines, elle n'en demeura pas moins ferme et immobile, malgré les efforts considérables que l'on fit pour l'ébranler et l'entraîner. » Ce ne fut que plus tard, à la suite d'une seconde opération, que Lucas parvint à l'extraire. « On ne découvrit nulle part trace de fracture, et par conséquent, dit le Dr Duncan, qui fut chargé de l'examiner, ce ne pouvait être une exostose. »

La texture de la tumeur était analogue à celle de l'ivoire. La raison que donne le Dr Duncan pour rejeter cette tumeur de la classe des exostoses ne nous paraît pas suffisante en présence des symptômes de la maladie et des détails de l'observation. Nous sommes porté à croire qu'il s'agit là d'une des tumeurs que nous étudions ; c'est un exemple de plus de tumeur parvenue à un grand développement sans contracter d'adhérences avec les parties voisines, et restant enfermée dans une cavité tapissée d'une membrane parfaitement lisse.

(1) Anatomie pathologique par Lebert, t. I, p. 227.
(2) Mackensie, t. I, p. 481.

Quelquefois, en effet, ces tumeurs contractent des adhérences avec les parties voisines ; mais, comme l'a démontré M. Dolbeau, ces adhérences ne changent rien au pronostic ni à la médecine opératoire; elles ne sont jamais assez étendues, ni assez solides pour préoccuper sérieusement le chirurgien. Que trouvons-nous en effet à la face profonde de ces tumeurs? (voir obs. 3). Une membrane celluleuse infiltrée de grains calcaires non encore réunis en couches, qu'une traction légère sépare de la tumeur; cette membrane était elle-même si peu adhérente à son point d'implantation, que dans l'arrachement de la tumeur elle s'est détachée avec elle, et l'a suivie. M. Richet, dans la clinique qu'il fit au sujet de ce malade, ne se prononça pas d'une manière absolue sur le siége de cette tumeur. La présence d'une muqueuse et de mucosités à sa surface le faisait pencher pour une tumeur du sinus frontal ; d'un autre côté, disait-il, la face adhérente de la tumeur se trouvant à sa partie supérieure ne pouvait être en rapport qu'avec la paroi supérieure cérébrale du sinus frontal, et dans cette hypothèse, disait-il, le crâne aurait dû être ouvert par l'opération. Or, les détails et les suites de cette opération nous apprennent que la cavité crânienne a été respectée. Pour nous, nous croyons que cette tumeur était en effet développée dans la muqueuse qui tapisse la paroi supérieure cérébrale du sinus frontal, et que, si le cârne n'a pas été ouvert, c'est précisément à cause du développement de la tumeur dans la muqueuse même et non dans la paroi osseuse du sinus. Quant aux adhérences avec cette paroi, elles étaient trop faibles pour entraîner avec elles la lamelle osseuse qui séparait la tumeur de la masse cérébrale. Revenant du reste immédiatement au côté pratique de la question, M. Richet conclut qu'il fallait enlever ces tumeurs-là de bonne heure, de peur que les adhérences n'aient le temps de devenir solides.

En présence des faits qui nous montrent des tumeurs très-anciennes complétement libres dans la cavité où elles ont pris naissance, ou présentant des adhérences faciles à rompre, nous croyons, avec M. Dolbeau, que le danger réside surtout dans l'accroissement indéfini de ces tumeurs, et que c'est pour cela qu'il faut les opérer dès que leur présence est bien constatée, afin de ne leur pas laisser le temps de se propager vers le crâne. Car c'est là, il faut bien se le rappeler, le grand danger de ces tumeurs.

Si nous ajoutons à cela la difformité souvent hideuse qu'elles produisent, la gêne de la respiration, de la phonation, les douleurs atroces auxquelles elles donnent lieu, les complications d'hémorrhagies, de suppurations épuisantes que nous trouvons à un si haut degré dans l'observation de M. Legouest, nous aurons suffisamment justifié une intervention chirurgicale rapide.

TRAITEMENT.

Les tumeurs osseuses de la muqueuse des cavités nasales ont résisté à tous les moyens médicaux jusqu'ici employés contre elles. Aussi, quoique nous pensions qu'il faut toujours les essayer avant d'intervenir chirurgicalement, devons-nous avouer que nous avons peu de confiance dans leur efficacité, lorsque l'on aura véritablement affaire aux tumeurs que nous décrivons. Je me bornerai à énumérer les médicaments que l'on a employés contre elles ; ce sont les pommades fondantes de toutes sortes, les mercuriaux sous toutes les formes, et enfin l'iodure de potassium.

Le véritable traitement c'est le traitement chirurgical,

dont M. Dolbeau a formulé nettement les indications dans les conclusions de son mémoire. Avant lui, assurément, on avait enlevé de ces tumeurs; mais enfin il est arrivé à des chirurgiens tels que Jobert, de ne pouvoir en débarrasser leurs malades, et cela parce qu'ils s'en prenaient à la tumeur elle-même; l'observation suivante en est une nouvelle preuve, en même temps qu'elle nous montre une guérison à peu près spontanée.

OBSERVATION XI.

Opération sur une exostose éburnée qu'on a dû abandonner à cause de son excessive dureté. (Mackensie, traité des maladies des yeux, p. 64, trad. Warlomont et Testelin; Paris, 1858.)

En 1843, j'ai eu occasion d'observer un cas assez semblable par ses résultats à ceux de M. Keate et de sir A. Cooper. Un ouvrier fut admis au Royal Infirmery de Glascow, dans le service de M. Lyon; il avait une exostose du volume d'un œuf de pigeon, prenant naissance à la voûte de l'orbite droit. Le bord supérieur de l'orbite semblait refoulé en haut par la tumeur, tandis que l'œil était poussé en bas et en avant. On mit la tumeur à nu par une incision parallèle aux fibres de l'orbiculaire, et le doigt passé derrière et sous elle fit reconnaître nettement qu'elle était limitée. On essaya sur elle l'action de la gouge, des tenailles incisives, de la râpe, du couteau à rogner, le tout en vain. On passa derrière et autour de la tumeur une scie à chaînettes, mais elle ne put mordre. La scie de Hey ayant été appliquée sur sa partie antérieure, on parvint, à force de persévérance, à pratiquer à l'exostose, dans le plan de la voûte orbitaire, une entaille de trois quarts de pouce de profondeur. On introduisit un levier dans le trait de scie, mais la tumeur ne céda point à l'emploi de la force que la crainte de fracturer la voûte orbitaire et d'intéresser le cerveau empêcha de pousser trop loin. On parvint, après quelques difficultés, à scier la portion d'exostose qui s'avançait entre le trait de scie déjà pratiqué et l'œil, et l'on ferma la plaie, espérant que la nécrose achèverait ce que l'opération avait commencé. Dix ans se sont écoulés depuis l'opération. L'exostose est toujours restée à nu à travers la plaie et porte encore la marque de la scie comme si elle avait été faite de la veille. La portion du frontal à laquelle elle s'insère paraît un peu mobile. L'œil a été complétement chassé de l'orbite et la cornée est devenue opaque.

26 mai 1858. Cinq ans après l'époque où nous l'avons laissé, le malade fut admis au Glasgow-Eye-Infirmary. L'exostose est beaucoup plus saillante, plus mobile; du pus s'écoule en abondance de derrière la tumeur. Elle se laisse détacher sans beaucoup de peine. Elle était en grande partie nécrosée et de forme très-irrégulière. Après son ablation, l'orbite fut trouvée intact, mais très-évidemment déplacé en bas, en même temps que le globe oculaire avait éprouvé une torsion en dehors. La vision était complétement éteinte, la paupière inférieure rétractée et déformée. Le grand diamètre de l'exostose ains détachée mesurait 1,1/8 pouce anglais; elle pesait 4 drachmes 2 scrupules et 7 grains. Elle est conservée dans la collection ophthalmologique du Glasgow College, avec la portion que le Dr Lyon en avait déjà enlevée. L'exostose, dans ce cas, paraît s'être développée entre les tables externe et interne du frontal; elle a laissé après son ablation une vaste caverne communiquant avec le sinus frontal droit. La voûte orbitaire, ou plutôt sa table inférieure, était refoulée en bas en même temps que le globe oculaire. Le plancher de l'orbite était d'un demi-pouce au-dessous de son niveau normal. Le creux fut rempli de charpie, la plaie se recouvrit de granulations de bonnne nature, le malade se trouva débarrassé de ses douleurs et très-soulagé par l'ablation de l'exostose. La paupière supérieures resta rétractée et déplacée. (tome III, p. 10, en note.)

Une observation récente de M. le Dr Desprez (de l'*Aisne*) a été publiée dans le n° 4 du *Bulletin médical de* l'Aisne pour 1868. La *Gazette hebdomadaire* du 12 novembre 1869 en fait une simple mention, nous y trouvons noté que l'extirpation fut difficile à cause de la dureté de la tumeur (1).

M. Dolbeau a précisément insisté sur ce point, que dans le traitement de ces tumeurs, il fallait renoncer à les attaquer directement, parce qu'elles étaient trop

(1) Nous regrettons de ne pas pouvoir donner cette observation, que nous n'avons pu nous procurer non plus que celle de M. Pamard (d'Avignon), qui a été lue à la Société de chirurgie, mais qui n'a pas été publiée. (Bulletins de la Société de chirurgie, t. VII, p. 145.)

dures, qu'il fallait se borner à leur faire une voie suffisante pour les ébranler et les extraire en masse.

C'est là le principe fondamental qui devra toujours guider le chirurgien, lorsqu'il aura à extraire une de ces tumeurs.

Mais la conduite à tenir sera-t-elle la même, qui'il ait affaire à une tumeur éburnée, ou à une tumeur celluleuse?

Nous avons vu dans l'anatomie pathologique que ces deux variétés de la même maladie ont une même origine, la muqueuse des cavités nasales, qu'elles ont une marche analogue, que leurs rapports avec les cavités qui les contiennent sont les mêmes dans les deux cas, quelles ne contractent pas plus l'une que l'autre d'adhérences solides, vraiment inquiétantes avec les os voisins, aussi pouvons-nous appliquer à leur extirpation à toutes deux le même principe. Il ne faut cependant pas oublier le caractère important qui les distinguent, et qui, au point de vue de la médecine opératoire, acquiert la plus grande valeur. C'est la dureté extraordinaire des tumeurs éburnées, la friabilité au contraire des tumeurs celluleuses, dureté telle dans le premier cas, que les instruments se brisent lorsqu'on les attaques, friabilité si grande dans le second, qu'en voulant les extraire d'une seule pièce, presque toujours on les brise. Une déduction importante me paraît devoir être tirée immédiatement de cette comparaison; c'est que, tandis que pour les tumeurs éburnées dont le volume ne saurait être réduit, il faudra une voie large, un procédé *prodigue* comme les appelle M. Verneuil, pour les tumeurs celluleuses au contraire une voie petite, un procédé *parcimonieux* devra le plus souvent suffire.

Mais, avant d'entrer dans le détail, eut-être sera-t-il

bon de rappeler en quelques mots les signes différentiels de ces tumeurs. Les tumeurs osseuses celluleuses ont généralement une forme plus régulière, plus uniformément arrondie, on ne voit point à leur surface ces mamelons et ces sillons si remarquables dans les tumeurs éburnées ; le doigt en les pressant donne la sensation d'une élasticité obscure (Dolbeau) ou même de crépitation (Richet). L'aiguille à acupuncture pourra, si la coque compacte est épaisse, ne point parvenir à s'y enfoncer, mais si nous la supposons moins dure ou moins résistante de quelque façon que ce soit, au moins par places, elle pourra la pénétrer plus ou moins profondément.

A cet ensemble de signes, il sera permis d'espérer qu'on a affaire à une tumeur celluleuse. La dureté très-grande sans élasticité aucune, la présence des mamelons à la surface, le développement plus lent, et enfin l'impénétrabilité absolue à l'aiguille à acupuncture, devront faire penser à une tumeur éburnée.

Dans le cas de tumeur celluleuse, et j'ai surtout en vue, dans ce qui va suivre, les tumeurs des fosses nasales, celles que l'on peut aborder directement, que l'on a sous le doigt sans interposition d'aucun autre tissu, on devra, avant de faire subir au malade des mutilations plus ou moins graves, essayer de réduire le volume de sa tumeur, soit par la pression avec des pinces plus ou moins puissantes, soit même avec des ostéotomes, on devra chercher à fragmenter sa tumeur. On devra, en un mot, chercher à en faire le broiement, afin que l'extraction en soit plus facile, comme on broie les calculs de la vessie, lorsque, dans une taille périnéale on s'aperçoit que leur volume trop considérable ne permet pas de les extraire facilement par la plaie du périnée. Je n'ai malheureusement pas de faits à produire à l'appui de l'idée que j'émets, mais je crois que l'on pourra, tout en étant prêt à agir d'une manière plus énergique, épargner de cette façon à certains malades les opérations plus ou moins sérieuses dont je vais m'occuper tout à l'heure.

M. Richet a entrepris cette année, dans son service, une série d'expériences sur la destruction des tumeurs par injection dans leur intérieur de chlorure de zinc. Cette méthode, sur laquelle il n'est pas encore permis actuellement de se prononcer parce que les faits ne sont pas assez nombreux, a donné cependant des résultats curieux, et je me suis demandé si l'on ne pourrait pas, soit avec une canule résistante que l'on enfoncerait dans la tumeur soit dans un trou fait avec un perforateur, introduire plus ou moins profondément dans la tumeur, un de ces liquides dont l'action chimique puissante tend de jour en jour à se généraliser en chirurgie. Peut-être pourrait-on de cette façon, sinon détruire, au moins amoindrir des tumeurs dont l'enlèvement serait alors moins terrible pour le malade.

Voyons maintenant les opérations auxquelles on sera le plus souvent forcé de recourir. Donner des règles absolues est impossible, parce que la tumeur n'a pas toujours le même volume ni les mêmes rapports avec les parties voisines. C'est au chirurgien à régler sa conduite, d'après le cas particulier qu'il a sous les yeux.

On peut cependant aux opérations qui sont nécessaires pour débarrasser le malade, distinguer trois temps : 1° incision de la peau ; 2° faire une voie suffisante pour le passage de la tumeur ; 3° extraction de la tumeur. Voyons les particularités qu'ils présentent suivant la cavité où s'est développée la tumeur osseuse.

Sinus frontaux et cellules ethmoïdales.

On peut, si la tumeur est petite, se contenter, comme l'a fait M. Richet, d'une incision à la peau légèrement convexe en haut et pratiquée immédiatement au-dessous du sourcil. Deux incisions se rejoignant à angle droit comme les ont pratiquées MM. Dolbeau et Maisonneuve, permettent de découvrir plus complétement la tumeur. Une fois ce premier temps de l'opération achevé, on tombe généralement sur une tumeur qu'il suffira de dégager, en réséquant les bords du contour osseux qui lui forme une sorte de collet, pour que des pinces puissent la saisir et l'extraire.

Dans le cas de M. Richet, un mouvement de levier a suffi à amener la tumeur en dehors.

M. Bouyer, pour enlever les deux exostoses de son malade, brisa la lame antérieure du frontal pour l'une ; pour l'autre, il fut obligé de scier la partie supérieure de l'arcade orbitaire.

Fosses nasales. — Ou peut on bien pratiquer l'incision médiane du nez, de sa base à sa pointe, comme l'a fait Lenoir, ou bien mener une incision sinueuse du grand angle de l'œil au bord de la lèvre, comme l'ont fait MM. Legouest et Richet. Une fois les lèvres de la plaie disséquées, il a suffi à M. Richet et à Lenoir de réséquer l'os du nez correspondant à la tumeur pour pouvoir l'extraire. Dans le cas de M. Legouest où la tumeur présentait en son milieu une sorte d'étranglement, l'extraction fut plus difficile. Le chirurgien fut obligé de faire une nouvelle incision perpendiculaire à la première, puis de faire la résection temporaire du maxillaire supérieur pour parvenir à désenclaver la partie postérieure de sa tumeur qui s'était brisée en deux fragments.

Sinus maxillaire. — Si la tumeur est développée dans le sinus maxillaire, une incision partant de l'aile du nez et suivant le sillon naso-labial telle que le conseille M. Alph. Guérin pour la résection partielle du maxillaire supérieur, pourra suffire à dégager la face antérieure de la tumeur; la section avec la gouge et le maillet des lames du sinus qui entourent la tumeur suffira à la désenclaver. Michon, dans le cas qui lui appartient, fit une sorte de lambeau quadrilatère qu'il releva sur la joue, et débridant tout autour de la tumeur, il parvint non sans grand'peine à extraire la tumeur d'une seule pièce.

Lorsque la tumeur osseuse a été extraite, il ne reste plus qu'à s'assurer de l'état de la cavité où elle était contenue; ruginer les portions rugueuses si la tumeur était adhérente en quelques points, et à enlever les polypes qui coïncident si fréquemment avec la tumeur osseuse. L'hémorrhagie, qu'elle se produise en nappe comme dans le cas de M. Richet, ou en jet provenant d'une artère de l'os comme dans l'observation de M. Dolbeau, est facilement arrêtée par les moyens usités en pareille circonstance.

Tout le pansement consiste dans la suture, si la plaie est trop étendue; dans le cas contraire, le simple rapprochement de ses bords en ménageant une ouverture pour le passage de la suppuration qui est à peu près inévitable.

Les suites de l'opération sont en général d'une simplicité remarquable, et si dans quelques cas nous voyons la guérison retardée par quelques phénomènes cérébraux, ou un érysipèle, nous trouvons, et je citerai en particulier l'obs. 3, des malades qui, après l'extirpation de leur tumeur, n'ont eu ni fièvre, ni vomissements, ni même aucun dérangement dans leur santé, et qui après quelques jours ont pu se promener dans la salle.

Enfin, jusqu'ici au moins, il n'y a pas eu de récidive. Une fois débarrassé de sa tumeur, le malade a été complétement guéri. Il y a cependant une observation qui, dans la thèse de M. Gaubert, a été donnée comme récidive, c'est celle de M. Vauthier, de Troyes (1). J'ai étudié cette observation ; les caractères de la tumeur, la nature de l'opération subie par le malade, la rapidité de la récidive m'ont paru se rapporter à une tumeur maligne du maxillaire lui-même et non pas à une tumeur osseuse développée dans la muqueuse du sinus. Aussi n'ai-je point cru devoir insérer cette observation dans ma thèse. Nous pouvons dire que jusqu'ici l'on n'a point observé de récidive, mais nous n'entendons pas engager l'avenir. Dans le cas même où l'on observerait une tumeur osseuse développée dans une cavité d'où quelque temps auparavant on aurait extrait une pareille tumeur, il faudrait toujours se demander si l'on a réellement affaire à une tumeur récidivante; ou si la seconde tumeur ne résulte pas du développement consécutif d'une concrétion osseuse passée inaperçue au moment de l'opération.

En effet, dans la note de M. Verneuil à la Société de Biologie, il y avait plusieurs petits noyaux osseux dans l'épaisseur de la muqueuse du sinus maxillaire. Une seule de ces concrétions se développe et forme une tumeur que l'on enlève. N'est-il pas permis d'admettre

(1) Bulletins de la Société de chirurgie, 2e série, t. II, p. 169, 184, 236 ; 1861.

qu'après l'opération une seconde pourra se développer à son tour et former une seconde tumeur en tout semblable à la première? Nous trouvons ce phénomène dans plusieurs classes de tumeurs; je n'en citerai qu'un exemple et précisément d'un genre de tumeur qui coïncide fréquemment avec les tumeurs osseuses des sinus, je veux parler des polypes muqueux. Comme on le sait, ils sont rarement isolés, on en trouve presque toujours plusieurs à des degrés divers de développement. On enlève ceux qu'il est possible de saisir avec des pinces, ce qui n'empêche pas ceux qu'on n'a pas enlevés, de continuer leur accroissement et de former plus tard de nouveaux polypes dont il faudra débarrasser le malade. Pour les tumeurs osseuses, la même particularité peut se présenter, et doit dans la question de la récidive imposer la plus grande réserve.

TABLE DES MATIÈRES

Paris. A. PARENT, imprimeur de la Faculté de Médecine, rue Mr-le-Prince, 31

LEFRANÇOIS, libraire,

9 ET 10, RUE CASIMIR-DELAVIGNE (PLACE DE L'ODÉON)

Paris. A. PARENT, imprimeur de la Faculté de Médecine, rue Mr-le-Prince, 31.

www.ingramcontent.com/pod-product-compliance
Ingram Content Group UK Ltd.
Pitfield, Milton Keynes, MK11 3LW, UK
UKHW021226230726
13926UKWH00003B/1272